CÓMO MANTENERSE EN FORMA DESPUÉS DE LOS 40

Autor: Adolfo Pérez Agustí

Edita: Ediciones Masters
Fernán caballero, 4-1º dcha.
28019 MADRID (Spain)
edicionesmasters@gmail.com
http://www.edicionesmasters.com

CÓMO MANTENERSE EN FORMA DESPUÉS DE LOS 40

"Lo importante no es querer llegar, sino haber llegado".

Durante los últimos 30 años hemos asistido a lo que se ha denominado "culto al cuerpo", con una pujanza tal que las personas que no han hecho algo para mejorar su apariencia física están mal consideradas por la sociedad. Los gordos, los barrigudos, los calvos, las celulíticas, y hasta los que muestran sus arrugas a tempranas edades, suelen ser considerados por los demás como personas que ni siquiera se estiman a sí mismas. En el lado opuesto, también son igualmente objeto de crítica aquellos que dedican tiempo y dinero (especialmente esto último) a mejorar su apariencia física empleando recursos quirúrgicos, implantes de silicona, mascarillas de belleza de alto precio y mil trucos más, en un intento por detener el paso inexorable de los años.

Es difícil delimitar la barrera entre lo razonable y lo paranoico, lo saludable y lo artificial, pues lo que para unos es lógico, para otros supone una exageración. Hay personas sobradas en dinero y en kilos, también en años, que no emplean ni un minuto de su tiempo en mejorar su aspecto físico, prefiriendo comer hasta hartarse y disfrutar de vacaciones de tumbona y playa, pues en ellos está, aseguran, la felicidad. Otros se convierten en enemigos hostiles de su báscula y espejo, mirándose por las mañanas de reojo tratando de descubrir esa nueva arruga, o comprándose otra báscula de baño culpándola cada vez que ha ganado un par de kilos de peso corporal.

Bien está cuidar la salud para no coger enfermedades que se podrían evitar, como bien está cuidar el cuerpo para no ofrecer un aspecto descuidado y hasta desagradable, pero de ahí a sufrir porque no podemos evitar ganar kilos y no atrevernos ni siquiera a mostrarnos desnudos delante de nuestras parejas, va un abismo.

Desde que nacemos todos los seres humanos estamos condenados al proceso de envejecimiento, el cual es más visible a partir de los sesenta años, aunque ya pasados apenas los treinta y cinco han aparecido las primeras manifestaciones en forma de arrugas y canas. Es un proceso biológico irreversible y por supuesto hasta ahora irremediable. Por fortuna, nuestras cualidades intelectuales y artísticas no están sujetas a esa misma ley y es normal encontrarnos en mejor forma mental a los 70 años que a los 20. La sabiduría es fruto de la experiencia y la acumulación de conocimientos consecuencia del aprendizaje continuado. Por eso, si lográsemos encontrar más satisfacción en nuestro intelecto y menos en nuestro cuerpo, la sociedad quizás volvería a estar regida por los ancianos de la tribu y con ello ganaríamos todos.

Sin embargo, actualmente el culto a la juventud es tan desmedido que el hecho de ser joven nos parece ya una cosa afortunada y ser viejo poco menos que algo peyorativo. Y si no vean la diferencia entre decir a una persona ¡cállate, viejo! o decirle ¡cállate, niño! Es obvio que no nos suena igual de mal las dos órdenes.

La sociedad de consumo y las empresas del bienestar están enfocadas a proporcionar todo lo que las personas jóvenes desean tener y apenas ahora están empezando a tener en cuenta a la población vieja. Llevamos camino del crecimiento cero y aunque esto nos parece un problema, posiblemente sea el equilibrio perfecto. Cuando esto sea una realidad, con seguridad la edad de la jubilación se retrasará al menos hasta los 75 años, con lo cual evitaremos ver a los jubilados matando el tiempo paseando mil y una veces por el mismo lugar, o jugando a las cartas en los hogares para ancianos. Aunque en las primeras semanas los trabajadores jubilados encuentran satisfacciones por esa libertad tanto tiempo añorada, a los pocos meses se les hace inaguantable, se sienten inútiles, y necesitan ocupar su tiempo en algo productivo para no caer en la miseria mental.

Si considerásemos un hecho significativo, veríamos que el envejecimiento corporal es solamente un camino más en la vida a recorrer, pero no el peor de todos. Con los años llega la experiencia, ya lo hemos dicho, la serenidad, la acumulación de conocimientos y el deseo de ayudar, más que pedir ayuda. Todas estas cualidades, en lugar de aprovecharse, son despreciadas por la sociedad y hasta por el gobierno. Ellos, los políticos, cuando quieren renovar su partido se refieren, exclusivamente, a incorporar personas jóvenes. Pero no debiera ser así, ya que viejos son los monumentos históricos, las obras sinfónicas, las matemáticas y hasta la misma naturaleza, y no por ello se las menosprecia. Es más, en estos casos el que sean viejos les da más categoría, pues el valor añadido está precisamente en su antigüedad.

Pues bien, ustedes se preguntarán el porqué de todas estas reflexiones en un sistema que pretende mejorar la forma física de las personas que tenemos ya la vejez al menos en nuestras mentes, cuando no en nuestros cuerpos.

Se lo explicaré:

La finalidad de estos consejos es muy distinta a otros que puedan encontrar en manuales y libros, en los cuales se indican ejercicios de gimnasia, dietas y soluciones milagrosas, todo ello enfocado para que las personas de más de 40 años puedan recuperar en parte la juventud perdida. ¡Y ya empezamos de nuevo! Volvemos a intentar ser jóvenes, como si eso fuera el bien más preciado.

Pues nada de esto se pretende aquí.
Con este manual lo que quiero es que disfruten a tope de su edad avanzada y que no traten de imitar a sus amigos más jóvenes. Quiero que lleven una vida saludable, que ganen energía, que amen profundamente, pero para ello no les voy a exigir que hagan ejercicios extenuantes, dietas insufribles y ni siquiera que acudan a clínicas rejuvenecedoras. Lo que quiero es que aprendan a cuidar de su cuerpo y de su mente, pero dejando los sacrificios para los religiosos o místicos.

¿Qué tienen una enorme barriga?, pues a no mirarse al espejo de lado. ¿Qué ya no hacen el amor desde hace tres meses?, intente organizar una orgía en el cuarto de baño. ¿Que la artrosis le impide dar saltitos?, prescinda de sus antiinflamatorios y sustitúyalos por plantas medicinales. Y así, hasta mil ejemplos que les pondré poco a poco.

Y para empezar y a modo de resumen, les diré los cinco secretos en los cuales está el bienestar y con ellos, a un paso solo, la felicidad.

Estos serían los cinco mandamientos, sin que el orden indique preferencia alguna:

1. Alimentación sana y energética.
2. Ejercicio moderado y relajante.
3. Trabajo creativo y enriquecedor.
4. Pasatiempos y tiempo libre que mejore nuestro espíritu.
5. Y vida sexual llena de amor.

ME SIENTO REJUVENECER

Lograr la eterna juventud es algo que ha sido perseguido por todas las generaciones humanas pero, simultáneamente, el deseo de conservar el mayor tiempo posible nuestra fortaleza y belleza nos ha hecho caer en el ridículo en demasiadas ocasiones.

Lo curioso es que parece que el ser humano nunca está conforme con su edad y así, en nuestros años jóvenes nos empeñamos en aparentar más edad, quizás para acceder cuanto antes a un mundo de adultos lleno de emociones y bienes materiales, pero posteriormente, al llegar a la madurez, todo el mundo trata de aparentar ser más joven de lo que en realidad es. No hay ofensa mayor para una mujer que alguien la "eche" más años de los que en realidad tiene, ni mayor piropo que decirla: "chica, pues no los aparentas".

Pero la dificultad que tiene algunas personas en conservar su apariencia joven está en proporción directa a su inadecuada vida anterior, pues cuanta más desordenada ha sido ésta, más difícil le será aparentar menos años. Por desgracia, en los años jóvenes nadie quiere darse cuenta de que la vida pasa rápidamente y se vive casi exclusivamente pensando en el presente. Se dice "para dos años que vamos a vivir" y en función de eso se vive el presente. Pero un día, el implacable espejo nos enseña la primera arruga, la pertinaz papada o el prominente estómago que no cede ni siquiera con el ejercicio.

A partir de entonces, y esto puede suceder ya a los 25 años, la curva de la decadencia se acentúa y los primeros signos de la vejez -tan lejana que nos parecía entonces- se empiezan a notar. Y es que la eterna juventud se labra precisamente en ese momento, en la juventud, y nos guste o no, todo el mundo llegará a viejo, salvo los que se queden en el camino.

Mucha gente dice que cuando lleguen a viejos ya nada les importará y que lo mejor es vivir la juventud sin pensar en otra cosa. Pero quien ha tenido que cuidar durante muchos años a personas viejas, inválidas, con dolores y dependiendo exclusivamente de las atenciones de los demás, se da cuenta que a esas personas de poco les sirve, en ese momento, los desenfrenos de su juventud. Lo que les importa es el presente, el desagradable presente que puede durar diez o veinte interminables años.

Pero no es mi intención desanimar a nadie, ni mucho menos a quienes han pasado ya de los cuarenta y no han cuidado nunca su cuerpo, ya que para eso les escribo estos consejos, para ayudarles. Además, la naturaleza nos pone un sin fin de elementos a nuestro alcance mediante los cuales conseguiremos, con un poco de esfuerzo y constancia, lograr un bienestar físico y emocional muy superior al que teníamos años atrás.

Una recomendación: guarde su carné de identidad, esa odiosa tarjeta que nos recuerda nuestra edad, en un rincón de su baúl y solamente tenga en cuenta desde ahora el impacto que va a causar entre sus amigos con su nueva imagen. A partir de hoy, nada de mirarse obsesivamente las arrugas cada mañana en el espejo y filosofar sobre el porqué del envejecimiento y de si no sería mejor vivir al menos 200 años y, además, sin envejecer. Al llegar a cierta edad lo mejor es morir, ya que es casi un descanso obligado y deseado por todos.

¿QUÉ ES LA VEJEZ?

Si nos atenemos a los criterios médicos, la vejez es el desgaste del organismo, la oxidación por los radicales libres, la muerte de las células, la atrofia de los órganos y la falta de regeneración de las neuronas. Conclusiones científicas frías y ciertamente deprimentes que no consideramos de interés, ya que por encima de todo está el espíritu con el que nos movamos por la vida.

Si usted, tenga la edad que tenga, (no se olvide de guardar su carné de identidad), posee suficiente agilidad para realizar los movimientos corporales cotidianos, elasticidad para mantenerse erguido, fuerza muscular adecuada, claridad mental para jugar o trabajar, espíritu alegre y emprendedor, ausencia de enfermedades importantes y, además, hace el amor cada vez que se lo permiten, usted por supuesto no es un viejo. Piense en estas cualidades que le he nombrado y se dará cuenta que hay miles de jóvenes (su carné de identidad así lo dice) a quienes les falta alguna de estas cualidades, cuando no todas.

LA LONGEVA HUMANIDAD

Dicen los científicos que el ser humano ocupa la escala mejor y más alta de la creación, pero como en esta clasificación solamente hemos hablado nosotros, no la podemos juzgar como imparcial ni verídica. La evolución de las especies no se puede medir mediante el progreso tecnológico, ni mucho menos intelectual, sino solamente por la capacidad de adaptarse a las circunstancias adversas. En este sentido hay numerosas especies que nos superan con creces, entre ellas los insectos, tan pequeños y menospreciados que parece increíble que hayan sido capaces de sobrevivir desde hace milenios. Por ello habrá que pensar seriamente si, en verdad, la evolución de las especies no es una línea recta, directa a no sé dónde, sino realmente un círculo cerrado en el cual no hay mayores, ni menores; ni principio, ni final. De ser así surge un planteamiento, una interrogante, que nos puede hacer estremecer: ¿es la vida humana, tal y como la conocemos ahora, una más entre las miles de existencias que hemos tenido? Si todo en la naturaleza es un reciclar continuo y detrás de la muerte siempre llega la vida, o al revés, ¿no es posible que el ser humano se halla extinguido varias veces?

Mientras llegamos a una conclusión especulativa sobre este asunto, les diré que un análisis estadístico demuestra que la vida de las personas es bastante menos longeva de lo que nos parece, salvo que la comparemos con otras especies que también tienen la capacidad para desplazarse. Por ejemplo: la mosca común vive 17 días, la abeja 10 semanas, la musaraña 1 año y la araña casi 4. Después le sigue la rata con 6 años (el simpático hámster apenas supera los 2 años), el perro con 16 años, la jirafa con 20 años, el elefante con casi 60 años y la tortuga con 150. A la vista de esta clasificación un dato salta inmediatamente como clarificante, pues aquellos seres que tienen una movilidad y un metabolismo muy activo mueren antes; es como si su batería energética se acabara por esta gran actividad. Por ello el pesado y lento elefante vive 60 años, aunque nadie nos explica la razón por la cual el ser humano alcanza como promedio los 76, puesto que su movilidad es mucho mayor.

Pero hay un nuevo dato aún más curioso y que avala la teoría de esa batería no recargable que tienen todos los seres vivos. Los árboles mayores, como es el ejemplo de la Secuoya gigante, viven nada menos que 6.000 años, mientras que la Palmera, obviamente más sensible al viento y que otorga frutos anualmente, apenas sobrepasa los 200 años.

Indudablemente el metabolismo quema calorías y ese calor interno desgasta antes que la pasividad, lo que nos mueve a pensar si esas recomendaciones histéricas para que hagamos deporte no estarán equivocadas. El ser humano, tal y como le ocurre a todos los mamíferos, es sedentario por naturaleza y solamente le apetece moverse para comer y aparearse. Para los demás menesteres debe realizar un esfuerzo muscular y por eso le es difícil levantarse por la mañana, le entra sueño al mediodía y en las vacaciones prefiere la opción de tumbona y playa. Solamente la recomendación insistente de los médicos para que no nos atrofiemos es lo que nos motiva a realizar ejercicio físico, pues indudablemente con ello estamos más fuertes, ágiles y hasta guapos, pero que quede claro, eso nos proporciona una mayor longevidad. El problema es que tenemos que elegir entre calidad de vida o vida prolongada, pues ambas opciones parece que son incompatibles.

Lo que no envejece del mismo modo es el cerebro y posiblemente su capacidad para mejorar aumenta con la edad, salvo que lo dejemos atrofiar por carencia de nuevos estímulos. Si usted quiere conservar una plenitud mental hasta el día de su muerte le recomendamos la sencilla opción de darle trabajo a su cerebro, bien sea mediante nuevos aprendizajes, nuevos estímulos visuales o con el interés por todo lo que le rodea. No se dedique exclusivamente a su profesión, ni siquiera aunque sea médico o ingeniero, pues la atrofia cerebral y con ella el Alzheimer, le llegará si siempre hace lo mismo, tanto al carpintero, como al economista, al científico, como al obrero. Un dato que debe llevarle a reflexión es que los artistas, escritores, músicos o escultores, viven más años que los dedicados a las ciencias exactas, posiblemente porque la zona cerebral de su cerebro que les faculta para ello es más importante que la dedicada a la tecnología. Y lo mismo sirve para los filósofos, pensadores y clérigos, pues su mente está en plena ebullición durante toda la vida y su longevidad es notoria cuando comprobamos la larga vida de los patriarcas bíblicos.

ALGUNAS PREGUNTAS DE INTERÉS GENERAL

Sobre la longevidad

Hay muchas cuestiones sobre el envejecimiento que no tenemos muy claras y otras que circulan en las conversaciones de las personas que tampoco son ciertas. Las siguientes preguntas han sido formuladas repetidas veces y por eso he creído conveniente entresacarlas:

¿Nacen más niños o niñas?

Existen diferencias dependiendo del país. En los países del Tercer Mundo la tasa de natalidad es más alta en los niños y en los demás tiende a igualarse. En la época de Luis XV nacían 18 niños por cada 17 niñas, aunque esta diferencia iba disminuyendo con el paso de los años. Ahora, al llegar a la edad adulta, nos encontramos conque existen más mujeres que hombres. En concreto, se calcula que en España hay 800.000 mujeres más que hombres.

¿La mente envejece más que el cuerpo?

No, y una prueba de ello son las obras maestras realizadas por multitud de genios al llegar a la vejez. Picasso, Dalí o La Fontaine, son algunos de los ejemplos más significativos en este sentido.

La mente se atrofia por falta de uso y a muchas personas esto les ocurre ya a los quince años. La literatura, las artes en general y las ciencias, están plagadas de descubrimientos y grandes obras realizadas por gentes de más de 50 años. La Humanidad no desconoce este dato y vemos que los dirigentes de un país suelen ser personas mayores y pocos ciudadanos estarían dispuestos a poner su destino en manos de un joven de 20 años.

¿Interviene el sistema defensivo en la longevidad?

Es uno de los factores más importantes. Cualquier sustancia que mejore nuestras defensas contribuirá a que vivamos más años. Nuestro sistema defensivo no solamente actúa en presencia de bacterias patógenas, sino para curarnos de todas las enfermedades. Potenciarlo mediante inmunoestimulantes (vitaminas, propóleos, oligoelementos y antioxidantes), es una buena manera de llegar a viejo con salud. Por el contrario, el uso de antibióticos disminuye la eficacia de nuestras defensas orgánicas, siendo esto especialmente grave en la niñez y la vejez.
Estudios muy serios demuestran que los niños tratados con antibióticos tienen más enfermedades que los otros y al llegar a la edad adulta, de seguir con esta pauta, las esperanzas de vida se reducen un 15%.

¿El yogurt alarga la vida?

La creencia de que las leches ácidas y también la col fermentada alargan la vida no es casual. Se sabe que aquellos pueblos que hacen un consumo diario de estos alimentos gozan de una buena y larga vida. Esto podría ser basándose en que estos alimentos (Kéfir, yogurt, levaduras, tofu), potencian nuestra flora intestinal y logran que las digestiones se realicen mejor.

¿Los centenarios son varones?

Este es un hecho curioso. A pesar de que la mujer vive más años que el hombre, después de los 95 años apenas quedan mujeres vivas y esto es mucho más agudo después de los 100. Encontrar hombres de más de 100 años es posible e incluso con buenas facultades mentales y el compositor Irwin Berling, galardonado con un oscar, es una prueba de ello, ya que murió pasados esos años.

El hombre más viejo que se conoce, muerto en 1973, fue Shirali Mislimov, un varón que llegó a los 168 años de vida. Fue filmado por la televisión en 1960, durante un estudio de personas con más de cien años. De Matusalén, las Sagradas Escrituras dicen que vivió 969 años, aunque otros estudiosos dicen que "solamente" cumplió los 256 años.

En 1975 se hizo otro estudio en el famoso Valle de Vilcabamba, en el Ecuador, y se descubrieron los siguientes datos: todos los viejos mayores de 100 años se mantenían activos y eran varones. Uno de ellos, de 127 años, tenía 12 hijos y 98 nietos. Los más jóvenes del lugar -entre los 80 y 90 años- trabajaban en el campo un promedio de 9 horas diarias.

¿Existe algún "truco" para vivir muchos años?

Trucos ninguno, pero comer una alimentación natural, con productos lo más próximos a como la naturaleza nos los ofrece -sin manipular- especialmente cereales, frutas, tubérculos y frutos secos, ayuda bastante a lograrlo. Hay que evitar los alimentos procedentes de mamíferos, ya que al estar muy próximos a nuestra escala biológica existe una clara incompatibilidad. Sería algo así como el rechazo que existe en los trasplantes de órganos. Por contra, beber mucho agua, nada de fumar, hacer un poco de ejercicio placentero y vivir en pareja con amor, así como tener alguna creencia mística o religiosa, ayuda a ser más longevos.

¿Se vive más ahora gracias a los progresos de la medicina?

Posiblemente, no. Las estadísticas que afirman que el hombre moderno vive más que el antiguo están mal interpretadas. Lo único que ocurre es que ahora hay más población mundial y, por tanto, más cantidad de personas que llegan a cumplir los 70 años. Además, la mortalidad infantil, al ser menor, ayuda a que éstas estadísticas den resultados erróneos. También hay que tener en cuenta que antes no existía el censo tan elaborado como ahora y que en muchos países los nacimientos apenas se registraban. Las gentes de esos lugares no tenían una referencia clara del tiempo que llevaban vivos, pues ni siquiera disponían de calendarios.

La raza humana aprende a sobrevivir de generación en generación y esta experiencia está grabada en los genes. Cada nueva generación lleva consigo toda la experiencia acumulada anteriormente y hoy día sabemos que los niños nacidos en los 90 están ya mejor adaptados a la polución de las ciudades que los que nacieron en los 60.

Cada nueva experiencia generacional lleva consigo una mejor adaptación a las circunstancias adversas y de la misma manera que las bacterias se hacen resistentes a los antibióticos, los seres humanos estamos aprendiendo a sobrevivir en ambientes hostiles.

Otro factor que ha contribuido a la mayor longevidad es la disminución del número de guerras, el uso de agua potable y una más racional y mejor distribución de los alimentos. Si a esto añadimos que el ser humano está volviendo a la naturaleza cada vez más, ya tenemos algunos de los motivos para explicar la mayor esperanza de vida.

¿Viven más años los que siguen los dictados de la medicina natural?

Tienen más probabilidades de alcanzar altas edades, pero es solamente eso, probabilidades. Las estadísticas demuestran que tanto los vegetarianos, como los que no toman drogas de ningún tipo, ni mucho menos medicamentos, y los que tratan de llevar una vida más saludable, padecen menos enfermedades, pero no son eternos; eso sólo corresponde a Dios.

¿Merece la pena entonces privarse de muchas cosas, si a fin de cuentas vamos a enfermar y morir igual?

Es que las personas que siguen los dictados de la naturaleza no se están privando de nada, sino prescindiendo de lo que no les gusta. La gente que no fuma lo hace, esencialmente, porque no les gusta el tabaco y por tanto no consideran que se estén privando de nada. Además, no parece razonable pagar por algo que perjudica la salud y es preferible destinar el dinero a cosas más agradables.

¿Cuál es la edad que lógicamente deberíamos alcanzar?

En el año 2000 nuestra esperanza de vida es ya de casi 80 años y las previsiones son que en el año 2025 ya se alcanzarán los 90 años de promedio. De seguir así, los 120 años que nuestros científicos establecen como límite para el ser humano, se alcanzarán antes de final del siglo XXI. Por desgracia, con los sistemas económicos y laborales actuales, ningún país podría mantener a millones de hombres tan longevos.

¿Seremos una humanidad de viejos?

Lo que ocurrirá es que el término viejo se desplazará a edades mucho más altas y ya no existirá el culto a la juventud. La edad de jubilación se retrasará obligatoriamente para que los trabajadores sigan cotizando en lugar de cobrar pensiones y los hombres se mantendrán así activos más años, lo que contribuirá también a prolongar su vida.

SOBRE LA MEDICINA NATURAL

¿Qué es un sanador?

Hay que considerar como tal a un chamán, naturópata o curandero. El propósito primario de la energía curativa es tratar un problema o enfermedad, para lograr curar a una persona hasta entonces enferma. Cada acto de curación tiene que afectar al ser entero, por consiguiente y en este sentido, estaremos muy cerca del acercamiento holístico de la salud y el tratamiento de la enfermedad.

Deber quedar claro que la manera en que nosotros vivimos, lo que nosotros comemos y así sucesivamente, puede tener un efecto positivo o negativo en nuestra vida. También, el modo en qué pensamos y el concepto que tenemos de nosotros mismos, realmente determina nuestra salud, factores estos que deben ser tenidos en cuenta para lograr una restauración de la enfermedad. Todo ello muy alejado de la idea de tomar una pastilla para el dolor de cabeza esperando que haga el milagro de curarnos, sin más.

Muchos se preguntan lo que significa "ser entero", el cual se oye frecuentemente cuando se habla de medicina complementaria y alternativa. El ser humano realmente funciona simultáneamente en muchos niveles de conciencia. Una manera fácil de entender este concepto del ser entero es comparar al ser humano con el teclado del piano. Cualquier músico sabrá que si una nota está desafinada el instrumento entero se vuelve disarmónico, no se puede efectuar nada con él. Esto es lo que ocurre con las personas, razón por la cual la especialización médica no tiene sentido en la medicina holística o natural. Cualquier alteración local de la salud repercutirá en todo nuestro organismo, pues poseemos una existencia multifacética que se manifiesta mentalmente, emocionalmente y físicamente. Es por eso que no hay enfermedades, sino enfermos y por consiguiente, sólo restaurando la armonía total puede restaurarse la salud. El sanador no sana. Él o ella, sin embargo, son unos instrumentos a través de los cuales se aprovechan las energías curativas del paciente.

¿Es un requiso imprescindible la fe en ellos?

No. Durante muchos años los mejores sanadores se han esforzado por alejarse del concepto de "la fe es lo que cura" porque semejante definición les está limitando claramente y excluye muchas de las posibilidades reales de su habilidad para curar. Usted debe confiar en quien le cura, pero no ciegamente, sino con los resultados. Indudablemente, si usted está convencido de que se curará tiene más probabilidades de conseguirlo que los escépticos o pesimistas.

¿Qué es lo esencial en un paciente?

Nada, exceptuando una mente abierta capaz para aceptar las posibilidades de obtener ayuda, sin que necesariamente entienda el origen de esta.

¿Hay alguna barrera para la curación?

En principio no, pero a veces la barrera se encuentra dentro del paciente. Por ejemplo, la incapacidad para permitir que se vea o se hable de su pasado crea un obstáculo para la recuperación de muchas personas. Hay que aprender a permitir que se pueda entrar en los sentimientos personales, pues esto es una parte del proceso curativo. Los sentimientos de culpa, el resentimiento, enojo o frustración, también pueden actuar en cierto modo como un freno del potencial curativo.

Paradójicamente, las creencias religiosas o filosóficas también pueden convertirse en un estorbo al esfuerzo curativo. Hay personas que han sido enseñadas para admitir que los seres humanos deben sufrir y que sufrir es bueno para el alma. Otros creen que el infortunio es su destino o su karma que deben soportar y sufrir en esta vida. También hay quien sostiene que hay que sufrir en esta vida para pagar por algún pecado o por haber transgredido alguna ley en una existencia anterior. Finalmente, la creencia de que el sufrimiento agrada a Dios está más extendida de lo razonable. La persona que tenga estos pensamientos no verá la enfermedad como algo a eliminar rápidamente, sino como un mérito o una prueba, lo que puede suponer una barrera insuperable para la recuperación.

Sufrir no es parte del plan divino para el universo ni para el individuo, pues de ser así no nos habría proporcionado una ruta de escape como es el regalo de la curación. Se ha entendido mal la filosofía hindú del karma, especialmente en occidente. El hindú no se obsesiona con sus reencarnaciones pasadas. Él cree que desarrollar un modelo kármico es una parte de la vida que uno está viviendo ahora, y que nuestros pensamientos, palabras y hechos en esta vida forman el modelo de nuestro propio destino. Ellos no ven la deuda kármica como una barrera para salud o el cumplimiento de nuestro destino en esta vida.

¿Puede prometer un sanador la curación?

El sanador nunca puede prometer que una mejora o cura tendrán lugar. Él simplemente es un cauce para la curación, un médium, y como tal no está en una posición para prometer que la cura tendrá lugar. Esto es, por supuesto, valedero para los practicantes en cada terapia ortodoxa o complementaria.
Todo lo que el sanador puede prometer en la vida es que hará todo lo posible para ayudar a la recuperación del paciente.

¿Pueden causar daño sus técnicas?

No. A menos que un sanador lleve a cabo alguna forma de manipulación en la que sea inexperto, o prescriba medicación para la que no están cualificados. Esencialmente, el tratamiento no tiene que ser perjudicial, aunque de vez en cuando el paciente puede experimentar un periodo corto de incomodidad durante un día, pero esto no suele ser a causa del tratamiento, sino por la propia adaptación del cuerpo a la enfermedad.

Y AHORA, VAMOS A TRABAJAR

Una vez que hemos decidido vivir plenamente los años que nos quedan, ha llegado el momento de buscar un acuerdo entre nuestra necesidad natural para tumbarnos, y la otra, más racional y sensata, que nos indica que debemos estar ágiles y fuertes si queremos disfrutar de la vida. Pues ¿de qué nos valdría vivir 120 años si los tenemos que hacer inmovilizados en una silla a causa de la artrosis anquilosante?

Por eso, cuando empiece el programa que le sugiero, esté preparado para escuchar toda clase de opiniones, algunas negativas y otras no tanto. Escuche solamente aquellas que le empujen a seguir el camino iniciado y no tenga en cuenta las negativas, ya que a buen seguro esconden una clara envidia.

LA ALIMENTACIÓN

Aquí va tener que luchar contra la opinión de mucha gente, pues cuando de alimentación correcta se refiere todos dicen que lo el secreto está en comer de todo, con mesura, logrando así una alimentación variada que nos proporcione todos los nutrientes que necesitamos. Pero esta conclusión tan simplista sobre la alimentación correcta no aclara nada y vemos a multitud de personas ingiriendo alimentos tan perjudiciales como el hígado, el jamón serrano, el chocolate, el bacón y los riñones (incluso en el mismo día), junto a otros alimentos más racionales como las verduras o el pan. Para mucha gente mal informada, el secreto está solamente en la variedad y en las calorías adecuadas: tantas calorías se gastan, tantas hay que comer.

Pero no deben ser muy adecuadas estas recomendaciones sobre el buen comer, cuando se estipula que al menos el 65% de las enfermedades del ser humano están provocadas por una alimentación incorrecta, bien sea por defecto, exceso u otras causas que luego veremos.

Para empezar a entendernos sobre qué podemos considerar una alimentación correcta, diremos que los alimentos deben cumplir tres requisitos: nutrirnos lo suficiente, no provocarnos enfermedades a causa de su consumo y ser capaces también de mejorar nuestra salud si enfermamos. En estos dos puntos es donde más diferencias existen entre la medicina oficial y la natural.

Para que un alimento no nos cause enfermedades, ni siquiera a largo plazo, no basta conque comamos todos los nutrientes y calorías que el cuerpo necesita, pues estaremos olvidando los otros dos requisitos imprescindibles, como son no provocar enfermedades y ser capaces de curar o mejorar las existentes.

Por desgracia, todavía perduran una serie de afirmaciones erróneas que son parte de la causa por la que la humanidad está muy mal alimentada. Entre ellas tenemos la guerra que han declarado a las calorías, la sal, el azúcar y el pan, considerándolos como enemigos de la salud, cuando realmente son bastante más vitales para la vida que el aceite de oliva que tanto nos empujan a consumir.

LAS CALORÍAS

Es difícil entender porqué hay una persecución tan sistemática contra las calorías que ingerimos, si tenemos en cuenta que sin calorías no hay vida. Una persona puede verse privada de todos los alimentos considerados imprescindibles, pero si no le suministramos las calorías necesarias (un mínimo de 1.800 por día) a buen seguro enfermará e incluso morirá a medio plazo. Esto ya lo saben perfectamente los médicos que trabajan en hospitales cuando suministran a los enfermos graves un suero compuesto esencialmente de agua, glucosa y sal, los tres elementos claves de la vida.

En nuestra vida cotidiana el asunto es igual y sin embargo vemos a todo el mundo con una obsesión tremenda por comer alimentos pobres en calorías y suprimir radicalmente otros como el pan, la miel y los cereales, ya que consideran que si aportan muchas calorías son negativos para su salud.

Otro problema anexo a éste es que nadie tiene en cuenta la procedencia de las calorías y les da igual que procedan del tocino que del maíz, del azúcar blanco que de la melaza. Lo importante es hacer un cálculo de las calorías necesarias, siempre por lo bajo, para no engordar. Pero esto les lleva a una pérdida de la vitalidad y la energía, con una disminución sensible en la eficacia del sistema defensivo, además de un estado depresivo e irritable, adornado con profundas ojeras.

Lo cierto es que si somos objetivos lo único que ha mejorado es el bolsillo de esos dietistas de nueva generación, empeñados a golpe de publicidad en provocar una carencia de calorías incompatible con la salud. Por si fuera poco, ese adelgazamiento acelerado (hay gente que pierde hasta 20 kilos al mes) no es sólido y la persona volverá a engordar con la misma rapidez que adelgazó su cuerpo y su bolsillo.

Para simplificar, hay que entender que no se pueden meter a todas las calorías en el mismo saco y considerarlas por igual. Cien calorías proporcionadas por un trozo de tocino no son igual que cien procedentes de unas patatas al vapor, aunque ambas proporcionen cien calorías. Mientras que las calorías procedentes de los productos de la tierra, sin refinar, son fáciles de combustionar y aprovechar por nuestro organismo, las procedentes de alimentos animales no lo son. Estas producen una combustión incompleta, lenta y dejan multitud de residuos en su metabolización, mientras que aquellas aportan más y mejor energía. Al final, ambas nos han suministrado las mismas calorías, pero la diferencia está en la calidad y el modo de emplearlas. Es como comparar el fuego de un trozo de leña al de un plástico. Ambas llamas nos dan calor, pero el plástico con una densa humareda y al consumirse aún nos deja un pestilente residuo difícil de reciclar. La madera, el producto natural, se quema generando un humo blanco y sus residuos pueden volver a ser reciclados por la misma naturaleza.

La solución, una vez más, está en utilizar con preferencia alimentos procedentes de la tierra, preferiblemente poco o nada manipulados por el hombre.

¿Y qué hacemos entonces si nos consideramos gordos y queremos reducir peso sin perder salud y energía? Puesto que de lo que se trata es de perder peso, pero ganando AL MISMO TIEMPO más vitalidad, salud y energía, lo podremos conseguir de otras maneras más racionales que con la sola supresión de las calorías.

ALIMENTACIÓN ADECUADA

¿Qué comen los pueblos más sanos del mundo?

Los numerosos estudios sobre cuál es la alimentación perfecta ha llevado a los científicos a investigar en qué alimento está el secreto de la eterna juventud y para saberlo nada mejor que repasar la alimentación básica de los hombres más longevos. Los resultados, altamente interesantes, dejaron bien claro lo que ya sabíamos: la alimentación correcta debe complementarse con ejercicio adecuado, muchas horas de descanso y un estado feliz de la mente.

Jfaf Lasuria, natural de Rusia y que llegó a vivir más de ciento cuarenta años, dijo que la fuente de la juventud se encontraba en cada uno de nosotros, pero que casi nadie sabe utilizar su propio cuerpo. Los científicos y expertos en alimentación, por su parte, en su intento de dar una dieta perfecta pero estándar, no tienen una idea tan filosófica de la salud y por ello caen en tremendos errores que les llevan a fracasos desastrosos. Un intento de modificar la dieta de los habitantes de Puerto Rico, introduciéndoles carne de buey procedente de Argentina, trajo como consecuencia una disminución inmediata de la fertilidad de sus gentes. Sin embargo, cuando se hizo lo contrario con los esquimales y se les disminuyó la ración tradicional de carne de foca y grasas saturadas, siendo sustituidas por legumbres y cereales, su índice de natalidad se triplicó. Esto nos lleva a una conclusión muy interesante, pues indica que en la naturaleza predomina por encima de todo la supervivencia de las especies, factor que está ligado fuertemente a la salud de los individuos.

Los habitantes del Cáucaso siempre han tenido fama de fornidos, buenos jinetes y buenos amantes de las mujeres, y llegan a sobrepasar con frecuencia los cien años de edad. Cuando llegan a los noventa años aún tienen ganas de volver a casarse, trabajan cuatro horas diarias e incluso se atreven todavía a ir de cacería. Un factor importante es que no necesitan trabajar para sobrevivir, ya que el gobierno les asegura una pensión digna y esto hace que se dediquen solamente a realizar aquellas labores que más les gusta.

En estas regiones la obesidad no se conoce y su régimen calórico apenas pasa de las dos mil calorías, incluso en épocas de frío o gran actividad. Comen verduras y frutas todo el año, carne una sola vez por semana, no toman sopas o caldos y nunca les faltan tomates, pepinos, cebolletas y ajos. Utilizan con generosidad las hierbas, tanto para condimentar sus comidas como para curarse, y su ración diaria de frutas está compuesta básicamente de manzanas, caquis, granadas y uvas. Los productos lácteos fermentados - yogur, leche cuajada- sin ningún tipo de conservantes o condimentos, sustituyen frecuentemente al agua como bebida.

Siguiendo con la búsqueda de cuál es su alimento clave (aunque ya hemos encontrado algunos, como son la leche fermentada y la utilización de hierbas), sabemos que su ración de grasas la sacan de las nueces (70 por 100 de grasa), lo que les asegura una gran cantidad considerable de grasas poliinsaturadas. El azúcar blanco no lo prueban, el cual sustituyen por la miel, mucho más nutritiva y saludable. No les gusta beber té ni café y sin embargo beben un vino elaborado por ellos mismos de muy bajo contenido alcohólico, aunque en los días fríos utilizan con frecuencia el vodka.

Otro pueblo altamente saludable es el estado de Hunza, situado en el Himalaya, cuyos habitantes fueron inmortalizados en la novela *Horizontes Perdidos,* historia que posteriormente fue llevada al cine por Frank Capra. Según el príncipe Mohammed Khan, hermano del emir, el secreto de su larga vida reside en la ingestión diaria de albaricoques secos, en los cuales se encuentra la preciada vitamina B15 o ácido pangámico, increíblemente prohibida en la mayoría de los países.

Situado a más de dos mil cuatrocientos metros de altitud, los habitantes de Hunza viven en casas de barro y piedra y tienen un régimen político cercano al comunismo. La edad media sobrepasa los noventa años y es frecuente encontrarse con ancianos de hasta ciento veinte años, por más que el Gobierno se empeñe en alterar las partidas de nacimiento de estas gentes, con el fin de que el resto del mundo deje de interesarse por ellos. Cuestiones políticas, aseguran.

Como antes decía, los albaricoques forman la base de su dieta e incluso llegan a tomar la almendra triturada, siendo un sacrilegio para ellos tirarla, ya que en su interior está todo el secreto de su larga vida. La carne solamente la comen en los meses fríos del invierno, toman abundantes frutas y verduras, beben agua purísima de los glaciares y realizan largas caminatas diarias. El café y el té son sustituidos por zumo de albaricoque y los niños chupan la almendra del albaricoque en sustitución de caramelos. Lo curioso de este alimento es que los expertos occidentales han prohibido desde siempre el consumo de la almendra del albaricoque, alegando que contiene una cantidad apreciable de cianuro, precisamente lo que le confiere su sabor amargo. Pero lo que no han explicado es que la presencia en nuestro organismo de la betaglucosidasa inactiva la toxicidad de ese cianuro orgánico y que la parte carnosa de la fruta contiene una enzima llamada rodonasa, la cual compensa los excesos de cianuro de la almendra.

Siguiendo con nuestro recorrido mundial llegamos al valle de Vilcabamba, situado a quinientos kilómetros de Quito (Ecuador), en el cual las mujeres alcanzan con frecuencia los ciento veinte años de edad y siguen dando a luz incluso a los cincuenta años. Su ritmo de vida es similar a los otros dos pueblos y consiste en una alimentación de no más de dos mil calorías diarias, trabajo suave pero continuo, aire y agua limpios, así como una dieta preferentemente vegetariana. Es curioso que ninguno de los pueblos más saludables centre su alimentación en la carne.

En este pueblo viven unas dos mil personas y otras tres mil más en las laderas. Su temperatura apenas varía de los 20°, salvo por las noches que enfría algo. Al igual que en los otros dos pueblos, sus casas están construidas con material sencillo, barro y piedras, y todos sus utensilios de cocina están elaborados con barro y ninguno contiene metales perniciosos.

Su consumo de hierbas es alto y no faltan la menta y las hojas de naranjo, con las que se hacen infusiones que sustituyen al café. La alimentación está compuesta esencialmente de queso, frutas y verduras, principalmente papaya, maíz, plátano, cebada, uva, tomate y avena. El azúcar lo toman natural, sin refinar, procedente de la caña de azúcar.

Este pueblo no conoce la obesidad ni la calvicie, y los hombres son capaces de realizar el amor hasta pasados los noventa años, algo que les llena de orgullo. Para muchos, el secreto de tan larga vida y fecundidad está en una raíz llamada yuca, similar a la patata, la cual la toman diariamente hervida.

Estos tres pueblos que hemos comentado tienen entre sí unos puntos en común altamente clarificadores:

1. Realizan ejercicio diario sin prisas; no compiten, solamente se mueven y trabajan
2. Apenas comen carne animal
3. Consumen frutas y verduras recién cogidas
4. Su ingesta calórica nunca es superior a las dos mil calorías
5. Apenas beben alcohol ni café, aunque elaboran sus propios aguardientes

6. Hacen uso abundante de las plantas medicinales
7. No toman azúcar refinado ni harinas blancas
8. Viven en lugares donde la polución no se conoce
9. No tienen que competir con otros pueblos

Ahora les hablaré de dos elementos de nuestra alimentación que tienen muy mala prensa, como son el azúcar y la sal, y, además, les explicaré después la importancia vital que tiene el agua en nuestra salud y especialmente en la longevidad.

EL AZÚCAR

Hemos pasado de pagar su peso en oro en la época de la posguerra, a rechazarla furibundamente de nuestra alimentación como si fuera un veneno. Pero el azúcar es uno de los alimentos más preciados de la naturaleza y uno de los que más abundan en todo el mundo por su fácil cultivo, y casi el único que admite toda clase de manipulaciones culinarias sin degradarse o estropearse, incluyendo que puede tomarse crudo, en forma líquida, en pastillas o en goteo, por poner unos ejemplos. Si añadimos, además, que se conserva perfectamente en casi cualquier circunstancia y que actúa como conservante de otros alimentos, tenemos ya poco menos que el alimento perfecto.

¿Pero qué ha ocurrido para que siendo casi el alimento más perfecto de la naturaleza, sea ahora el más criticado? Sencillo y claro: la manipulación del hombre, pues en lugar de mejorarlo lo ha estropeado, degradado y adulterado.

El ser humano necesita azúcar, pero no esa cosa con nombre de azúcar que nos venden inmaculadamente blanca, limpia y pulida, sino el azúcar en su estado natural.

La melaza de caña y el azúcar moreno

A partir de la caña de azúcar se extrae un jugo que se denomina melaza de caña, el cual es riquísimo en minerales como el hierro, vitaminas del grupo B, enzimas, calcio y fermentos. Tal es su perfecta asimilación que un lactante se podría alimentar de melaza de caña casi de manera exclusiva durante varias semanas. En el adulto, ese azúcar no le provoca diabetes, ni caries y por contra le endulza toda su vida. Sin embargo, apenas se consume y si lo quiere comprar tendrá que recorrerse varios herbolarios antes de encontrar alguien que lo tenga a la venta, ya que muy pocos laboratorios lo fabrican ya.

De esa melaza se saca un sucedáneo denominado azúcar moreno, el cual carece ya de muchas de sus buenas propiedades iniciales, aunque todavía contiene algo de proteínas, vitaminas del grupo B y calcio. No es como la melaza, por supuesto, y ya empieza a tener algunos de los inconvenientes del azúcar blanco, pero aún así sigue sin provocar caries, lo que deja bien claro que es el blanqueado final lo que hace del azúcar el peligroso alimento que conocemos.

LA MIEL

Y con la miel ha pasado casi lo mismo. De ser considerado en la antigüedad el alimento de los dioses y manjar imprescindible para reyes, emperadores y recién casados, es hoy día un producto tan criticado como el azúcar y del que apenas se hace consumo.

La miel no manipulada ni sometida al calor contiene un 75% de azúcar (glucosa y levulosa), un 5% de sacarosa, además de minerales como el hierro, potasio, calcio, magnesio y cobre, un 1,5% de proteínas en las que se han contado hasta 17 aminoácidos, y algunas vitaminas y fermentos como la diastasa, maltasa e invertasa, los cuales ayudan a su buena digestión. También contiene ácido fórmico, cítrico, láctico y tartárico, además de acetilcolina e inhibina, una sustancia con gran poder bactericida.

Su conservación es tan fácil como la melaza y ninguna bacteria puede crecer en ella, aunque se pueden desarrollar mohos si la almacenamos destapada en lugares húmedos. Bien tapada y en frascos de cristal, no tiene caducidad.

A la miel se le han encontrado cualidades para mejorar la piel, las enfermedades cardíacas, las vías respiratorias, el hígado, los vómitos de embarazada, así como es útil contra las intoxicaciones por alcohol o barbitúricos.

Lo importante, si decide consumir miel, es que la adquiera virgen, no manipulada, y para ello tiene una fácil manera de averiguarlo: la miel que no ha sido adulterada cristaliza totalmente a los dos meses de estar envasada. Se vuelve blanquecina y muy dura, prueba fiable de que es pura.

No compre por tanto mieles muy líquidas, ni aquellas que no contengan agua.

OTROS AZÚCARES

Además de estos azúcares, existen en nuestra alimentación otras formas de ingerir este dulce elemento.

Tres son las clasificaciones de los azúcares, a saber: los monosacáridos, los disacáridos y los polisacáridos. Los monosacáridos más comunes son la glucosa, la fructosa y la galactosa.

Glucosa:

La glucosa pura no se debe consumir habitualmente y en su lugar podemos aprovechar la que contiene la uva, un alimento alcalinizante extraordinariamente energético, el cual contiene además azufre, calcio y aminoácidos.

Fructosa:

Presente en la mayoría de las frutas, de ahí su nombre, es un azúcar que no interviene en el ciclo de la insulina si se consume en cantidades moderadas, razón por lo cual puede ser consumida por lo diabéticos. Posee una lenta absorción y sin embargo una prolongada eliminación, al revés que la glucosa, por lo que nos da energía durante todo el día.

Galactosa:

Azúcar que se encuentra en la leche de los mamíferos y que es un producto de la hidrólisis de la lactosa. No se utiliza para el consumo humano.

Disacáridos:

Maltosa, sacarosa y lactosa.

Maltosa:

Se obtiene industrialmente a partir del almidón cuando germinan los granos de malta y sus moléculas de glucosa son fácilmente asimilables. Si la utilizamos en su estado puro, o sea como malta, tendremos un alimento débilmente azucarado de una calidad nutritiva y energética de primer orden.

Sacarosa:

Es la forma más desaconsejada de tomar azúcar, especialmente si tomamos el azúcar blanco, origen de muchos de los males de nuestra civilización.

Lactosa:

Es el azúcar peor tolerado por el ser humano, especialmente por los niños. Se encuentra en la leche de vaca y es la causa principal de su sabor.

Otros

Además de los azúcares como la miel y la melaza, tenemos algunos alimentos de extraordinario interés como los dátiles, el polen o la remolacha, que contienen en grandes cantidades del dulce elemento y pueden formar parte de nuestra alimentación sin problemas. Un estudio presentado en el II Congreso Mundial de Odontología Preventiva, celebrado en Mayo de 1989 en Pekín, con un grupo testigo de 3.600 niños entre 2 y 20 años, los cuales ingerían indistintamente azúcar blanco y moreno, demostró que mientras los consumidores de azúcar blanco acusaban en su mayoría numerosas caries, los que utilizaban exclusivamente azúcar moreno sin refinar mantenían la salud de sus dientes y una menor incidencia de infecciones.

LA SAL

De ser considerado uno de los alimentos básicos para la humanidad y de la cual no se privaba ni a soldados ni a presos, ha pasado a ser considerado el enemigo público número uno, junto al azúcar y las calorías. Por supuesto, su papel como elemento imprescindible para la salud humana y sus variadas posibilidades terapéuticas, han quedado tapadas por sus detractores, los cuales afirman que produce un sin fin de enfermedades.

A pesar de tanta opinión en contra, debemos saber que la sal es imprescindible para la vida y por ello la naturaleza la produce en cantidades tan ingentes. El hombre incluso ha empezado a prescindir de ella como conservante y apenas nadie sabe ya su papel tan importante para conservar los alimentos del mar, ya que gracias al principio de ósmosis extrae el agua de los pescados, entorpeciendo así el crecimiento de las bacterias.

Lo que nadie discute es su extraordinaria propiedad para dar buen sabor a los alimentos y cualquier persona que prescinda de ella está condenada a tomar muchas comidas totalmente insípidas y hasta indigeribles. Cuando añadimos sal a las hortalizas éstas tienden a estar más consistentes, ya que la sal extrae el agua de ellas. También extrae el agua de las carnes y de los pescados en los procesos de cocinado y tiende a impedir que los cereales absorban mucha agua. Pero, y esto es lo más importante, las comidas sin sal son más difíciles de digerir ya que sin ella no existe la presión osmótica en el aparato digestivo adecuada y los procesos de fermentación se desarrollan enseguida. Una comida sin sal produce por tanto carencias de jugos gástricos y una digestión más tardía, lo que se traduce en una abundancia de gases e hinchazones abdominales. Este mismo fenómeno se da cuando hervimos el agua para los lactantes, ya que al carecer el agua de sales y oxígeno se torna difícil de digerir.

La supresión de sal como norma en todos los hipertensos es un error ya que la mayoría de estas enfermedades no están producidas por un exceso de sal en los alimentos. Se calcula que solamente un 15% de los hipertensos responden favorablemente a la supresión de sal como aditivo. Además, y a pesar de suprimir la sal, la hipertensión no se cura. Solamente cuando las personas corrigen las verdaderas causas dietéticas que produjeron la hipertensión (sobre todo el consumo de proteínas animales), se corrige la enfermedad.

De cualquier manera, esa sal tan beneficiosa de la cual les estoy hablando no es la sal común, esa que compramos en las tiendas de comestibles, sino de la sal marina, sin refinar. Por desgracia y al igual que hacen con el azúcar, la sal que extraen del mar sufre un proceso de cristalización y secado, el cual la priva de una serie de elementos traza que la dan equilibrio. Sin ellos, el maravilloso elemento se convierte en un producto pernicioso compuesto exclusivamente de cloruro sódico.

En su origen, la sal marina contiene cloruro sódico, magnesio, yodo, oro, cobre, níquel y cobalto, mezcla extraordinaria de minerales cuya concentración por centímetro cúbico es similar a la del plasma humano. Por supuesto, esto no es una coincidencia, ya que la teoría de que procedemos del mar está avalada por la mayoría de los científicos.

La buena sal marina, además, es casi un organismo vivo y podemos curar con ella muchas enfermedades y restaurar energías perdidas.

EL AGUA, TAN ESENCIAL COMO EL AIRE

Este elemento, el segundo en importancia para la vida, no es valorado lo suficientemente por las personas, ni en ocasiones por los médicos, pues con frecuencia es sustituido por leche, zumos o caldos que, aunque igualmente saludables, no pueden aportar las virtudes imprescindibles que el agua posee.

La obsesión por perder peso es tal que numerosas personas suprimen el agua en un intento de quitarse los kilos que le sobran y para ello recurren no solamente a dejar de beberla en las comidas, sino a tomar diuréticos para eliminarla, saunas para sudar a chorros, fajas antitranspirantes para quitarse celulitis y mil tonterías más. El daño tan tremendo que estas modas están causando a la población no ha sido justamente valorado por los médicos, e incluso hay quienes siguen diciendo que el agua en las comidas no es recomendable porque disuelve los ácidos de la digestión y que no es malo si la sustituimos por vino o leche. Lo cierto es que cualquiera que sepa la composición de los jugos gástricos (bilis, ácido clorhídrico, enzimas, etc.) se dará cuenta de que el agua no disuelve nada y que su presencia es imprescindible para asegurar un bolo alimenticio suficiente, así como para lograr que se realice el tránsito intestinal de manera adecuada.

Nuestro cuerpo contiene hasta un 75 por 100 de su peso en agua y su función principal es mantener en suspensión los enzimas y demás sustancias orgánicas de las células. Cualquier reacción metabólica se desarrolla en presencia de agua, en la cual se encuentran suspendidos elementos subcelulares, entre ellos las mitocondrias, los ribosomas y el núcleo.

Al ser componente esencial de la sangre, el agua transporta todos los nutrientes básicos desde el intestino hasta cualquier lugar del organismo, así como el oxígeno combinado con la hemoglobina. Los productos de desecho producidos por el metabolismo son transportados por el agua, pasando primeramente por el hígado para ser de nuevo neutralizados, terminando en los riñones para ser evacuados al exterior. Solamente algunos componentes, como es el caso de las proteínas sanguíneas y las enzimas, vuelven a ser recuperados siempre y cuando no exista un exceso de ellos, como puede ser una abundancia de vitaminas, minerales o glucosa. Este reciclaje de sustancias útiles es muy perfecto, aunque para ello es necesaria la presencia adecuada de agua y una buena función renal.

El agua es nuestro regulador perpetuo de la temperatura y sin ella la producción de calor a causa de la combustión de los alimentos nos abrasaría en pocos minutos. Por este motivo hay que tener cuidado en no dar alimentos pobres en agua a personas debilitadas o desnutridas y mucho menos a las que tienen fiebre, ya que las concentraciones de elementos sólidos en el organismo aumentarían grandemente con el peligro de su vida. Cuando una persona come poco, al menos que no le falte el agua, así estará asegurando su mecanismo de termorregulación y su temperatura será estable.

La transpiración es un mecanismo autónomo mediante el cual eliminamos agua continuamente y así contribuimos a depurar el organismo a través de la piel. Cuando es muy abundante la denominamos sudoración, que es un fenómeno a estimular y mantener, nunca a eliminar. Si a causa de problemas internos la sudoración es muy abundante (habría que averiguar la causa), deberemos administrar más agua pero rica en sales minerales, con el fin de que se fije en el plasma y no sea eliminada con tanta rapidez a través de la piel. En este sentido, las aguas de mesa pobres en sodio no son una bebida saludable, aunque la publicidad insista en que "aligeran". Esta pobreza en el elemento básico del agua, el sodio, las hace menos recomendables para los niños, pues la carencia de minerales la aproximan mucho al agua de lluvia o a la nieve, tan puras que no son aptas para el consumo humano. El agua, para que sea saludable, debe filtrarse a través de la tierra, absorbiendo así los minerales, y emplearse preferentemente cuando sale a través de las fuentes naturales.

Afortunadamente para aquellas personas que no les agrada el agua, la casi totalidad de los elementos nutrientes contienen agua y así, por poner un ejemplo, la carne contiene un 60 por 100 de agua, el pan un 30 por 100 y las frutas un 90 por 100. La leche un 87 por 100 y el queso un 40 por 100. En el lado opuesto, las almendras solamente contienen un 5 por 100 y el aceite de oliva prácticamente nada. Otra manera de obtener agua es a través del metabolismo, ya que tanto los hidratos de carbono como las proteínas se oxidan y producen dióxido de carbono y agua, eliminándose ambos por la respiración. Este principio es el que permite al dromedario vivir largos días sin agua en un ambiente seco, ya que en su joroba almacena mucha grasa, la cual al oxidarse produce agua.

Nuestro organismo suele avisarnos mediante la sed de su carencia en agua, aunque en ocasiones este aviso a veces no aparezca y no sea suficiente fiarse de él. Diariamente nuestro organismo necesita eliminar las sustancias de desecho, sea en invierno o verano, y es posible que en momentos de mucho frío o en ambientes húmedos no aparezca la sensación de sed y creamos que no es necesario el agua. Por ese motivo la cantidad mínima de agua que habría que beber, independientemente de los alimentos que comamos, debiera ser de un litro al día, aunque las recomendaciones actuales llegan a los dos litros diarios en circunstancias normales. Por supuesto, en verano y en ambientes calurosos o cuando hagamos deporte, se impone beber hasta cinco litros al día. Una práctica altamente peligrosa es tomar una sauna después de realizar ejercicio, ya que a las pérdidas de líquido y sales minerales del esfuerzo habría que sumar después la eliminación forzada mediante la sauna, lo que provocaría sin lugar a dudas una deshidratación, que aunque momentánea puede dar lugar a problemas serios, entre los que no faltarían la cristalización de los residuos disueltos y su depósito en articulaciones, tejidos o riñones. Las consecuencias ya se saben: cálculos renales, artritis, etc.

La falta de agua en nuestro organismo es algo patente en la mayoría de las personas, lo cual no nos extraña dada la gran cantidad de refranes que existen hablando mal de ella, recomendándola solamente para lavarse o para los peces. Así como la mayoría de las enfermedades degenerativas están producidas por una dieta errónea, la carencia de agua acrecienta estos problemas, ya que es el único medio de que dispone nuestro organismo para eliminar tanta cantidad de tóxicos. Las proteínas necesitan diluirse en agua para poderse metabolizar y los hidratos de carbono producen gran cantidad de calorías que por fuerza deben ser enfriadas después con agua. Por tanto, la piel deshidratada es una consecuencia directa de la falta de agua y ninguna crema grasa ni hidratante puede corregir lo que es solamente una deshidratación. Si nuestro deseo es mantener la piel tersa hay que beber más agua, no hay otro remedio más eficaz y sencillo... ni barato.

Para saber si bebemos el agua necesaria no hay más que fijarnos en la cantidad de orina que expulsamos, la cual nunca debiera ser inferior a un litro diario. Lo saludable serían dos litros, pero esto solamente lo logran aquellas personas que siguen un régimen vegetariano bien llevado. Mediante los alimentos ingerimos por término medio 1.400 litros y en las bebidas quizá un litro. Si tenemos en cuenta que la cantidad a eliminar correcta serían un litro por orina, 0,150 por las heces, 0,450 por la transpiración y 0,300 por la respiración, nos daremos cuenta de la facilidad conque podemos tener carencia de agua.

Las pérdidas de agua pueden aumentar cuando el ambiente es muy seco, cuando estamos a gran altura sobre el nivel del mar, o en tiempo tan frío que incluso el vapor atmosférico se ha congelado. En esas circunstancias nuestro organismo se ve forzado a eliminar aire caliente y húmedo, lo que dará con seguridad la sensación de sed, por más que el ambiente exterior nos haga creer lo contrario.

Otra manera de eliminar agua es mediante el consumo de productos o bebidas que estimulen la función renal, entre las cuales están el té y el café, así como cualquier otra bebida que contenga cafeína. Los espárragos son un ejemplo claro de alimento diurético, al cual podemos recurrir cuando queramos eliminar más líquidos de los normales, como es el caso de ingestión excesiva de tóxicos o proteínas. La diuresis forzada puede ser muy útil si está bien controlada, ya que así depuramos el organismo, pero no hay que olvidar beber agua después para compensar estas pérdidas.

El alcohol, a pesar de contener agua, no es un medio para apagar la sed sino todo lo contrario y prueba de ello son los efectos de la resaca, durante la cual se siente una gran necesidad de agua a causa del gran consumo de alcohol (y, por tanto, de calorías) que hemos bebido antes. Los alcohólicos, por tanto, suelen ser personas perennemente deshidratadas, ya que mitigan su sed con un nuevo consumo de alcohol, en la creencia de que su apetencia imperiosa de alcohol está producida por la drogadicción, cuando la mayoría de las veces es solamente una necesidad de agua lo que su cuerpo necesita. Si es usted una de esas personas que le gusta beber y dice que no puede evitarlo, la próxima vez cambie su vaso de vino por uno de agua; su síndrome de abstinencia desaparecerá enseguida.

El aire acondicionado también es un factor más que contribuye en verano a que la gente padezca sed crónica, ya que absorbe humedad y llega a resecar el ambiente extraordinariamente. Para comprobarlo no tiene nada más que conectar su aparato en invierno cuando los cristales de su cuarto estén empañados de vapor. Al cabo de pocos minutos el vaho habrá desaparecido, tal es la apetencia de humedad del aire acondicionado. Si, además, de trabajar usted en un ambiente acondicionado suele beber café o alcohol, estará condenado a una pequeña deshidratación continua y peligrosa. No se extrañe pues si padece con frecuencia de cálculos renales, hipertensión arterial, varices y piel con arrugas prematuras. Y si aún esta deshidratación no le parece suficiente póngase todos los días de sus vacaciones a tostarse bajo el sol. Si así lo hace, los fabricantes de cremas antiarrugas se seguirán haciendo ricos con personas como usted.

También existen otras maneras de padecer falta de agua, como es el hecho de dar a los lactantes leches preparadas con una concentración de polvo mayor de la recomendada, por aquello de que le alimente más. También deshidratan las papillas muy concentradas, los sobres de concentrados de proteínas disueltos en poco agua o beber zumos muy concentrados sin restos de fibra (la cual evita que el líquido se expulse rápidamente). Otras causas son ponerse prendas con tejidos sintéticos que no transpiran y usar productos para eliminar el sudor de las axilas y de los pies, las dos partes de nuestro organismo más importantes en eliminación de líquidos. Una advertencia, si tiene sed no beba agua de lluvia o de nieve, su pobreza en sales minerales es total y no son asimiladas adecuadamente por el ser humano.

El agua es también imprescindible para lograr buenas marcas deportivas y no puede ser sustituida por ningún otro líquido, mucho menos si éste contiene alcohol, como es el caso de la cerveza. Sin la presencia del agua el organismo del deportista se ve imposibilitado para eliminar la gran producción de calor generada y tanto el proceso energético como el depurativo, se ven seriamente afectados. Hay que beber agua abundantemente antes del ejercicio, durante éste si es muy prolongado (pero ahora con una pizca de sal) y después para reponer las pérdidas de sales. No existe inconveniente en que los deportistas tomen suplementos de minerales para cubrir sus pérdidas por el sudor, pero hay que tomarlos muy diluidos en agua y para ello hay que seguir al pie de la letra las recomendaciones de sus fabricantes o incluso añadir el doble del agua recomendada.

La temperatura del agua para beber es mejor que sea ambiental y nunca con hielo, ya que la absorción se realiza peor cuando está demasiado fría. También es útil realizar previamente algunos enjuagues por la boca antes de tragársela, ya que así la ponemos a la temperatura corporal y comenzamos a absorberla a través de la mucosa bucal.

Aquellos deportistas que tienen por costumbre mitigar la sed mediante jarras de cerveza o vasos de vino, deberían saber que de esta manera acrecientan su problema, ya que el alcohol bloquea la liberación de la hormona antidiurética, HAD, la cual es imprescindible para regular la cantidad de agua corpórea y la proporción de sales minerales.

Las aguas minerales embotelladas suelen contener quizá una mayor riqueza de elementos nutritivos, pero lo más probable es que no sean mejores que la simple agua del grifo, ya que ésta procede del agua de río, el cual en su recorrido recoge muchos más minerales que el agua de manantial. De todas maneras, es difícil creerse que puedan existir tantos manantiales como para llenar tantos millones de botellas de agua mineral. El único problema que nos puede hacer rechazar el agua corriente es su contenido en cloro, cuando es excesivo, así como las llamadas aguas fluoradas, en un intento de frenar la incidencia de caries. Esta última costumbre parece que va en declive, ya que la caries infantil sigue en aumento y además los efectos tóxicos del flúor empiezan ya a manifestarse en organismos debilitados y en los ancianos.

Cuando nos veamos en la necesidad de beber agua de dudosa procedencia lo mejor es mezclarla con arcilla y filtrarla después, ya que el tremendo poder bactericida de la arcilla elimina cualquier tipo de bacteria patógena de manera más eficaz que el cloro, el cual no está exento de peligro. Añadir una gota de lejía por litro de agua es otra práctica recomendada por las autoridades sanitarias cuando la salubridad del agua no está asegurada, pero solamente deberemos recurrir a ella cuando no tengamos arcilla a mano.

También se ha dicho que el agua de alta mar es perjudicial y que incluso una persona deshidratada no la puede beber porque moriría entre grandes dolores. Pero como todas las cosas mantenidas por el vulgo está sujeta a diversas matizaciones:

El agua marina en sí es rica en cloruro sódico, yodo, magnesio y ciertos elementos biológicos muy diversos, por lo que en principio no tiene porqué ser perjudicial si la bebemos. El problema es que la concentración tan alta de cloruro sódico provoca posteriormente una deshidratación mayor, lo que con seguridad lleva a la muerte. La posibilidad de que las aguas marinas estén contaminadas es un mal menor si lo comparamos con el exceso de sodio. Si conseguimos filtrar y eliminar parte del sodio contenido en ella se podrá beber pero en cantidades mínimas, ya que si no nuestro organismo no puede asimilarla.

Otra costumbre muy extendida es hervir el agua que vamos a añadir a los biberones de los bebés, en un intento de suministrarle agua bacteriológicamente pura. Está tan extendida esta costumbre que hasta existen hervidores fabricados para tal fin, los cuales son recomendados por pediatras y farmacéuticos.

Pero este hábito quizá tuviera su razón en épocas de guerra o hace cincuenta años cuando el agua no era tan potable como ahora, pero en la actualidad es un sin sentido que causa más daño que bien. El agua hervida pierde por evaporación la mayoría de sus sales, así como el oxígeno, y llega a tener unas características similares al agua de lluvia o hielo, la cual todo el mundo está de acuerdo en que no se puede consumir, ya que no se absorbe y da lugar a retortijones abdominales. Batir el agua antes de dársela al niño restituirá en parte su contenido en oxígeno, pero no así en sus sales minerales, cuya carencia dará lugar a un sinfín de trastornos digestivos entendidos como gases, eructos, que los padres tratarán de mitigar administrando manzanillas o anises... elaborados con agua hervida.

Ningún niño tiene las defensas tan empobrecidas como para que su vida esté en peligro si el agua potable contiene algunas bacterias, pero aunque así fuera hervir el agua no serviría apenas para nada, ya que el E. Coli (la bacteria más presente en el agua) no se muere con facilidad y son necesarios veinte minutos de hervor para destruirlo. Sin embargo, para eliminar las sales minerales bastan unos pocos minutos.

DIETA PARA ADELGAZAR

PRIMERO, VAMOS A AVERIGUAR SI ESTAMOS GORDOS O NO

Lo que hay que desterrar es la idea de medir nuestro peso mediante la báscula y la estatura. Estas medidas ya todo el mundo sabe que proceden de las compañías de seguros americanas, y fueron elaboradas para disminuir las indemnizaciones a las personas que sobrepasasen su peso correcto. De la misma manera, tampoco admita que un especialista le entregue una fotocopia estándar sobre las calorías a ingerir, la cual es igual para el 90% de sus pacientes. Esas tablas tan generalizadas nunca tienen en cuenta los factores personales, como son la actividad deportiva, el tipo de trabajo, la constitución genética, la emotividad, los hábitos alimenticios, el clima o las costumbres sociales. Ni siquiera tienen en cuenta las enfermedades que se hayan padecido, ni el sufrimiento o no que les pueda causar el privarse de alimentos apetitosos. Esas tablas son iguales para todos. La mejor manera de saber si estamos gordos es mirarnos al espejo, ya que esa es la mejor báscula de todas. Hay personas aparentemente delgadas, de cara muy afilada y piernas delgadas, con un peso incluso inferior al "normal", que sin embargo muestran un estómago prominente, abundante celulitis en las nalgas y hasta suculentos michelines. Mientras estas personas permanecen vestidas pueden dar la impresión de estar delgadas y ser la envidia de los obesos, mucho más si el peso no aumenta a pesar de comer de todo. Pero simplemente poniéndolas en traje de baño se verá la realidad: su obesidad no es generalizada, sino localizada, pero obesidad al fin. Si esa persona acude al médico insatisfecha con su obesidad, el médico considerará que al estar en su peso correcto no hay tal obesidad.

Por el contrario, una persona que haga deporte, que utilice las pesas como medio de entrenamiento, que coma con abundancia para rendir con eficacia en su deporte y que tome suplementos dietéticos para aumentar su rendimiento, es posible que esas tablas estándar nos digan que tiene al menos 10 kilos de más, cuando en realidad está en perfectas condiciones físicas. Imagínense una persona que haga deporte desde los 25 años y siga haciéndolo a los 50. Gracias a ello tendrá unos músculos voluminosos, vientre plano, nada de michelines y una fortaleza superior a la media. No obstante, es posible que pese 80 kilos con sus 1,70 de estatura. Si acude al médico para hacerse un simple chequeo lo más probable es que le diga que tiene que adelgazar y eso a pesar de que el hombre le confiese que se encuentra en plenitud de facultades.

Una tabla para medir nuestro peso correcto que circula con bastante prestigio es aquella que divide nuestro peso en kilogramos por el cuadrado de nuestra estatura en metros, aunque sigue sin ser válida para los deportistas. Y en éstos, no es lo mismo dedicarse al maratón que al culturismo.

También se considera que para asegurarnos de cuál es el peso correcto los análisis de una persona deberían indicar en las cifras de albúmina sérica 4,8 gr/dl y la transferrina sérica 250 mg/dl. Para asegurarse aún más, hay que medir el grosor del pliegue cutáneo del tríceps el cual no debe ser superior a 14 mm en los varones, considerándose delgado aquél que no llegue a los 10 mm. Como pueden ver, las tablas clásicas de pesos y medidas están ya obsoletas.

Como esta forma de averiguar el peso correcto puede parecer complicado para una persona, volveremos a la primitiva fórmula, o sea, a mirarse en el espejo. Solamente deberemos tener en cuenta las proporciones del conjunto y no el volumen, ni mucho menos el peso. Que una persona apenas pese 50 kilos cuando tenía 20 años y que ahora llegue a los 70 kilos a sus 55 años no quiere decir que esté gordo, sino solamente que ha aumentado de peso. Si su aspecto externo es armónico, sin michelines descomunales, barriga prominente, ni papada colgante, a buen seguro que su aspecto físico será hasta bello, aunque pese más de lo que mandan los cánones. Lo importante, repito, es que el cuerpo siga proporcionado, con buena y firme musculatura, con la espalda recta y lleno de vitalidad para todo. Hay quien dijo que una prueba para saber si estamos gordos es ponernos de pie, desnudos, y mirarnos los genitales. Si aún los vemos sin inclinarnos es que todo está bien. Aunque sea un poco graciosa esta forma de saber si estamos gordos, pueden probarla.

La parte contraria, esto es, aquellas personas que han adelgazado rápida y milagrosamente en pocas semanas, no deben servirnos de referencia pues, a buen seguro, además de la pérdida de vitalidad que les hablaba antes, habrán perjudicado seriamente a su hígado e intestinos, y en menor medida al corazón y los riñones. La desnutrición es igual que esté dirigida por un médico que la hayamos adquirido haciendo un cursillo de supervivencia durante un mes. Al cuerpo le sienta francamente mal esa disminución drástica de calorías y la brutal pérdida de peso. En pocos días las masas musculares más grandes se vuelven flácidas (aunque tomemos suplementos de proteínas), la piel se queda seca y disminuida en su grosor, al mismo tiempo que pierde elasticidad y está pálida y fría. La temperatura corporal puede descender de los 36 grados y el cabello se cae con facilidad, mientras que nuevas arrugas llegan a la cara. Puede haber también un descenso de la tensión arterial y estar deprimida la frecuencia de la respiración. Es normal también que el individuo esté apático, irritable y con poco apetito sexual. Y todo ello porque alguien le ha hecho creer que bajando veinte kilos en un mes se encontrará mucho mejor.

Si la finalidad de un régimen de adelgazamiento es ganar belleza y salud y perdemos ambos factores, ¿por qué seguir perdiendo peso?

Y ahora, antes de darles algunas soluciones más racionales, les tengo que insistir en que los kilos que se pierden con rapidez se ganan con la misma rapidez.

LA DIETA CORRECTA

Aunque la palabra «dieta» la mayoría de las veces la relacionamos con sacrificios, hambre y mil privaciones, en esta ocasión no tiene esa finalidad. Lo único que pretendo es darles unas normas para que sepan comer, siempre en beneficio de su salud y hasta de su bolsillo.

Si siguen estas instrucciones, a partir de ahora comer bien será sinónimo de comer barato, comer con placer, tener buenas digestiones y hasta poder sorprender a nuestras amistades con una atractiva comida.

Regla básica:
Comer lo menos posible alimentos procedentes de mamíferos; así de sencillo.

Como ya han demostrado los transplantes de órganos, el ser humano tiende a rechazar lo que es similar a él y asimila muy bien todo lo que biológicamente no se parece en nada a su organismo. Un trozo de plástico es mejor tolerado en un transplante que un trozo de piel.
La condena a las costumbres antropófagas no es solamente una protección para que no nos comamos unos a otros cuando no tenemos otro alimento al lado, sino un medio de preservar la salud. De todas formas, esto de no comerse unos a otros no tiene nada que ver con esa frase que decimos todos de, «estás para comerte» o, «te comería a besos.» Ese tipo de canibalismo está permitido y hasta debería estar generalizado.
Bromas a parte, el ser humano debe ingerir aquellos alimentos que estén lo más lejanos posible a su escala evolutiva y para entendernos diremos que quizás sean las semillas lo más distante a nosotros, ya que no poseen órganos ni apariencia similar a la nuestra. En este sentido, ya es bien sabido que en la mayoría de las semillas está todo lo necesario para la vida y el hombre podría, ya lo ha hecho, sobrevivir con plenitud física comiendo solamente polen, granos de alfalfa o soja,

avellanas o cualquier otro fruto seco, lo mismo que semillas de mijo o girasol.

Un paso más adelante en esta escala son las raíces y los vegetales, así como las levaduras. Ni que decir hay que todo el mundo sabe lo saludable que son los productos de la tierra en general y los millones de personas que han vivido y viven exclusivamente de los vegetales.

Si seguimos en esa dirección encontraremos las algas y algo más alejados ya los crustáceos, moluscos y peces, todos ellos bastante aceptables para el consumo humano.

Después nos encontramos con los reptiles, los cuales aunque nos den asco, son consumidos por multitud de países, algunos como platos exquisitos. De igual manera, y aunque no los he incluido por razones obvias en esta escala de alimentos, tenemos a los insectos y los gusanos, muy alejados de nuestra biología humana, aunque ya hay científicos que dicen que serán el alimento del futuro, ya que están en todas partes y por millones.

Por último, esta escala de alimentos la cierran las aves y los mamíferos, siendo los primeros poco recomendables aunque se pueden comer de vez en cuando y claramente no recomendables los últimos, los mamíferos.

La dieta equilibrada, la que nos alargará la vida con plenitud de energías y sin enfermedades, debe estar basada en esta clasificación y tomar la mayor parte de alimentos de los primeros y menos de los últimos.

PARA ADELGAZAR

En este sentido hay que tener en cuenta las siguientes recomendaciones:

1. Las dietas drásticas no son eficaces a largo plazo.

2. Al principio se pierde más peso que posteriormente.

3. Hay que suministrar suficientes hidratos de carbono, proteínas y ácidos grasos esenciales.

4. Tiene que hacerse individualmente. No vale adelgazar en pandilla. La mejor dieta es la que elaboramos nosotros mismos.

5. Es importante modificar nuestros hábitos alimenticios de una manera definitiva, para siempre. No se trata de sacrificarnos unos meses, sino de disfrutar con una alimentación saludable toda la vida.

Nuestra dieta, por tanto, prohíbe tajantemente:

1. La carne de cerdo y la de cordero, así como los embutidos, el jamón serrano, patés, etc.

2. Todo dulce que no sea integral, especialmente los que tengan crema.

3. El chocolate y sus derivados.

4. Los refrescos y las bebidas alcohólicas.

Recomendaciones:

1. Se beberá solamente agua, pero en la cantidad que apetezca. Se puede endulzar la leche con fructosa, evitando la sacarina que es un producto químico perjudicial.

2. Se beberá en ayunas zumo de limón diluido.

3. La fruta la tomaremos mejor entre comidas y con preferencia la piña natural, las fresas, las manzanas y las peras.

4. De cena solamente ensalada. Para ir a la cama no hacen falta muchas calorías, salvo que queramos organizar una orgía.

Alimentos especialmente indicados para regímenes adelgazantes son:

Fresas, pomelo, melón, sandía, frambuesa, carne de pollo, pavo, pato y conejo, los calamares, la sepia, pulpo, almejas, ostras, gambas, mejillones y percebes.

Ejemplo de una dieta muy adelgazante, pero de muy corta duración, quizás no más de un fin de semana:

Desayuno:
Leche desnatada con achicoria o café, 2 tostadas integrales y un quesito desgrasado.

Comida:
Espinacas cocidas al vapor, merluza al horno y zumo de frutas. Se puede beber un concentrado de proteínas.

Cena:
Ensalada de lechuga y tomate, dos frutas pequeñas.

Ejemplo de dieta para ser llevada durante no más de quince días:

Desayuno:
Leche desnatada con achicoria o malta, zumo natural de frutas y pan integral tostado con algo de mermelada sin azúcar.

Comida:
Arroz blanco integral en salsa de tomate, ensalada de lechuga y tomate, pollo cocido al horno y una naranja. Se puede terminar con un té de ginseng.

Cena:
Sopa integral vegetal, alcachofas con brotes de soja, una manzana y un yogurt natural.

Dieta vegetariana mixta:

Es adecuada para aquellas personas que deseen cambiar los hábitos alimentarios de por vida, mejorar su salud y perder algo de peso lentamente.

Desayuno:
Yogurt endulzado con miel y una cucharita de zumo de limón. Un plato de copos de avena y manzana picada.

Comida:
Un filete de pescado con guarnición de calabacín, berenjenas, tomates y cebolla. De postre una manzana y un té de ginseng o romero.
Si se quiere hacer una dieta vegetariana total se sustituirá el filete de pescado por dos patatas asadas acompañadas de pimientos fritos.
También se puede sustituir el pescado por espaguetis integrales con pimientos y guarnición de champiñones con tomate.

Cena:
Ensalada de endibias y nueces picadas. De postre manzanas, pomelo y pan integral.

Ejemplo de comida energética:

Si se hace deporte, no engordaremos con este tipo de comidas.

Desayuno:
Copos de avena con leche descremada endulzada con miel. Bizcochos o galletas integrales con mermelada de fresa y margarina. Zumo de naranja con su fibra y un té de ginseng.

Comida:
Judías verdes o ensalada, pescadilla al vapor, arroz cocido con tomate, queso fresco y una pera.

Cena:
Puré de patatas y zanahorias, pollo asado, lechuga, un pastel integral y zumo de frutas con fibra.

Comida para engordar:

Al igual que en los anteriores, con los platos que indico no se pierde la salud y se consigue el fin perseguido.

Desayuno:
Café con leche y azúcar. Pan con mermelada y mantequilla. Zumo de frutas.

Comida:
Ensalada de tomate, lechuga y remolacha. Un huevo duro con carne de pollo y guarnición de patatas al vapor. Queso y frutas.

Cena:
Arroz o sopa de tomate Ensalada de endibias con
queso. Tarta de frutas.

ALGUNAS SOLUCIONES

Aunque es algo que se dice siempre, es lógico repetirlo: no hay fórmulas mágicas para adelgazar, no hay remedios que valgan para todo el mundo, ni es tarea fácil perder kilos.

El peso acumulado durante largo tiempo cuesta perderlo, parece como si estuviera pegado, y quizá nos cueste tanto perderlo como haberlo ganado. Los kilos ganados con prontitud a causa de unas vacaciones, enfermedad o banquetes, son más fáciles de eliminar que aquellos que se han ganado a fuerza de años de errores y comilonas.

Una cosa que debe aprender enseguida es que comer bien no consiste en comer cosas caras ni en acudir a restaurantes de cinco tenedores, regidos por un chef de prestigio. Comer bien consiste en comer lo que cada cuerpo necesita y para eso solamente hace falta un poco de conocimiento alimentario y un mucho de instinto.

El objetivo de este programa de salud no es obligar a que el organismo utilice como energía los kilos acumulados, sino más bien en que no sigamos acumulando materia grasa. Una vez logrado esto, ya sólo nos queda eliminar poco a poco lo que nos sobra y para eso hay varias soluciones aunque se pueden resumir en dos básicas:

Ejercicio y dieta.

Matizando aún más, diré que ejercicio moderado y adecuado a cada persona, y dieta saludable, energizante y eliminadora.

EL EJERCICIO

Sobre el ejercicio hay que insistir en que debe ser moderado en intensidad y duración, adecuado a cada persona y evitando sobretodo que se fatigue. Por eso no es adecuado emprender un programa de actividad física en grupo o con personas de diferente condición física y edades. Si la actividad física está dirigida, además, por un instructor joven y fuerte, tratará de obligarnos a que sigamos su ritmo y que hagamos movimientos que a él le resultan fáciles y gratificadores, pero que para nosotros suponen un suplicio.

Insisto, si decidimos aumentar nuestra actividad física lo deberemos hacer en solitario y con una mentalidad totalmente diferente: nunca sufrir haciendo ejercicio, solamente disfrutar. El límite siempre estará en el momento en que para continuar moviéndonos necesitemos hacer un esfuerzo de voluntad. Quizá les pueda parecer un consejo para vagos pero es que estamos hablando de personas mayores de 40 años, los cuales no tienen ninguna intención de competir con nadie, ni siquiera consigo mismos. La finalidad de la actividad física es mejorar la figura, no extenuarse.

Hay que ir poco a poco acomodando al cuerpo a nuevas actividades y para no dañarlo debemos ser muy prudentes. El primer día quizá apenas aguantemos dos minutos de movimientos suaves y serán suficientes. De nada nos valen fuertes sudores los primeros días, con desvanecimientos y agujetas incluidos, si tenemos que suspender el entrenamiento durante varios días para reponernos.

Tampoco hay que confundir ejercicio con deporte. Este último tiene como finalidad competir con otras personas y tratar de ganarles, lo que no es una actitud saludable, al menos para los que pierden. Debemos hacer ejercicio, no deporte. Tampoco debemos competir con nosotros mismos tratando de hacer un poco más cada día, ya que cada jornada es diferente.

Una nueva advertencia: con ejercicio es posible que no perdamos kilos, pero con seguridad la figura mejorará, la cintura adelgazará y nuestro aspecto estará más saludable y vigoroso, aunque no perdamos peso.

¿A QUÉ EDAD SE ES YA VIEJO PARA PRACTICAR UN DEPORTE?

No puede contestarse en términos generales cuál es la edad en que puede alcanzarse la máxima capacidad deportiva, y en la medida en que las razas se perfeccionen genéticamente las cosas seguirán variando.

Hace apenas cincuenta años un deportista de 30 años estaba considerado ya viejo y se le relegaba a las labores de monitor o preparador. Hoy en día, el envejecimiento más tardío de la población está prolongando cada vez más esta edad y ya nadie se considera acabado a los 40 años.

La práctica nos ha enseñado que los ejercicios de máxima velocidad son posibles a cualquier edad (al menos aquellos que no duren más de 30 segundos) y que los de resistencia pura (footing o maratón) son más adecuados pasados los 25 años que aquellos en los que la técnica sea lo fundamental (golf, hípica.) Los de acrobacia y equilibrio solamente son adecuados en la infancia y la adolescencia, mientras que los de corta duración (jabalina, tiro con arco o plato) no requieren una edad específica. Por último, aquellos que entrañen un riesgo físico (alpinismo, espeleología, automovilismo o paracaidismo), son muy adecuados para personas maduras que en su juventud fueron grandes deportistas.

La edad teóricamente perfecta no existe y si nos fijamos en los atletas de cualquier año, en la modalidad de atletismo, nos daremos cuenta de las diferencias tan notorias de edades. Si estas comparaciones las pasamos al culturismo, el golf, la equitación, etc, vemos que las comparaciones empiezan a ser más dispares.

En una tabla publicada en el año 1980 se llegó a la conclusión de que la edad más idónea para hacer maratón con éxito eran los 40 años y que para el lanzamiento de martillo, por ejemplo, eran los 30 años. Desde entonces las cosas han cambiado bastante y la edad máxima ha ido en aumento.

En los deportes en los cuales la técnica y la experiencia juega un papel importante, la edad idónea promedio es muy alta, quizá porque el atleta experimentado sabe usar sus músculos, relajando y contrayendo a voluntad todo su cuerpo.

Dijo Chuck Norris, el popular actor-artista marcial, que con la edad el atleta se vuelve más elegante y logra hacer lo mismo que antes, pero con menos esfuerzo. La paulatina pérdida de fuerza y elasticidad producida por la edad, se compensa, en parte, por la mejor técnica.

Sabemos que hay una curva en cuanto al rendimiento físico muy característica que provoca un aumento del rendimiento en la juventud (quizá demasiado brusco para ser asimilado), una culminación entre los 25 y los 45 años, y un descenso progresivo a partir de entonces, que será más acusado dependiendo de la persona y su anterior entrenamiento. En la misma medida en que el esfuerzo ha sido intenso en la juventud, así de rápido caerá la forma física en la madurez, de lo que se deduce que los sobreentrenamientos y el machaqueo continuo acortan la vida deportiva y "queman" al atleta de manera similar a como se agota una batería por exceso de uso. Si por el contrario, realizamos una actividad física de mediana intensidad en los años jóvenes, tendremos una prolongación de nuestra vida deportiva.

La causa del decaimiento físico hay que buscarla en las alteraciones estructurales y químicas que se producen en el envejecimiento, siendo una de estas causas las afecciones circulatorias, motivadas especialmente por falta de ejercicio. La población que está dedicada a trabajos físicos en su vida laboral no acusa este decaimiento, aunque suelen padecer con frecuencia trastornos articulares.

En la medida en que avanza la edad disminuye la capacidad funcional de los órganos respiratorios, siendo la causa principal las alteraciones de la caja torácica, principalmente producida por el abombamiento de la columna vertebral y la osificación de los cartílagos costales. Además, la elasticidad pulmonar es menor y se produce un ligero enfisema. De todo esto resulta que el aire residual aumenta y por tanto la admisión de aire limpio se realiza con dificultad.

El valor límite de la respiración pasa de los 126 litros que se tenían a los 25 años, a los 90 entre los 50 y los 70 años, a lo que hay que añadir la menor difusión de oxígeno en los alvéolos. Afortunadamente, la práctica del ejercicio moderado, acompañado de estiramientos periódicos, dan como resultado una atenuación de este proceso biológico.

El tenis con un compañero de la misma edad, las carreras a campo traviesa sin meta definida, la natación en piscinas climatizadas, el remo en los estanques, la gimnasia de mantenimiento, así como las excursiones a pie, producen un mantenimiento de las facultades físicas hasta muy lejanas edades. Solamente los deportes competitivos, en los cuales ganar sea más importante que el ejercicio en sí, pueden ser perjudiciales, ya que el estrés psíquico para no dejarse ganar hace sufrir a la persona, en lugar de proporcionarle placer.

Las personas que fueron grandes atletas en su juventud y suspendieron posteriormente toda actividad física, encajan muy mal la reanudación de la actividad física, ya que pretenden hacerla con la misma intensidad y logros similares a los de antaño; al no conseguirlo, sufren grandemente y piensan que es sólo cuestión de entrenamiento. Un deportista activo de 60 años puede esperar una condición física similar a la de una persona de 50 o quizás de 40 años no activa, pero nunca deberá compararse consigo mismo cuando era joven.

Un dato curioso es que el corazón pesa lo mismo a los 15 años que a los 55 y que las personas que hacen deporte tienen un volumen cardíaco mayor que los sedentarios. Por eso, si hay un momento en nuestras vidas en el que es imprescindible el ejercicio es pasados los 40, aunque lamentablemente casi todos lo abandonan al llegar a los 30.

En conclusión, lo importante es realizar ejercicio placentero, no competitivo y sin tener en cuenta si nuestro rendimiento es óptimo o tenemos gran habilidad para efectuarlo. La muerte por exceso de ejercicio se da por igual en personas jóvenes que mayores y solamente es debida a eso, a exceso, no al ejercicio en sí. Una vez más, el sufrimiento y el agotamiento a la hora de hacer ejercicio están totalmente prohibidos

¿Y CUÁL ES LA MEJOR ACTIVIDAD FÍSICA PASADOS LOS 40?

Indudablemente el estiramiento. Hace ya muchos años que el Yoga se puso de moda como medio de ganar salud y está basado precisamente en eso, el estiramiento. Esa disciplina pretendía no solamente estirar nuestros músculos y tendones, sino que con ciertas posturas influía sobre los órganos internos, aunque esto es algo que ponemos en duda.

De cualquier manera, el Yoga debe ser dirigido por un experto y para nuestro programa no es imprescindible. Queremos que cada cual mejore su cuerpo en solitario, en el momento y lugar que le parezca, y sin que nadie le dirija ni le mire. Debe ser un reto totalmente individual.

El estiramiento

Aunque estirarse es un reflejo natural del ser humano, nadie le da la importancia vital que tiene. Todos hemos sentido esa necesidad de estirarnos después de pasarnos largas horas escribiendo o conduciendo, y aunque lo solemos hacer defectuosamente, nos alivia bastante para poder continuar. De igual manera, la gente se estira tanto al acostarse como al levantarse, haciendo caso del instinto que nos obliga a ello.

Sin embargo, costumbres tan beneficiosas como el bostezo, frotarnos los ojos, así como ponernos las manos en la nuca cuando estamos sentados o entrelazar las manos cuando hablamos, son manifestaciones naturales que hacemos continuamente, casi sin darnos cuenta, pero que nos obligan a estirarnos.

Analizando algunas de ellas, veremos la importancia capital que tienen para nuestra salud.

Frotarse los ojos:

Lo realizamos al acostarnos y levantarnos, aunque por dos motivos diferentes. Al acostarnos lo que tratamos es de relajar los músculos oculares que han estado contraídos durante todo el día (hemos obligado a nuestros ojos a permanecer abiertos), y al levantarnos lo que hacemos es aumentar el flujo sanguíneo a todo el ojo, ya que ha estado disminuido por el sueño. Si nos observamos detenidamente, nos daremos cuenta que al acostarnos masajeamos preferentemente los párpados y al levantarnos el globo ocular.

Bostezar:

Este es un reflejo curioso, ciertamente difícil de controlar y uno de los pocos que no pueden ser realizados a voluntad. Podemos fingirlo, pero no sentiremos lo mismo que cuando surge por instinto o contagio.

¿Quién no se ha sentido especialmente a disgusto por tener que bostezar de manera imprevista delante de ambientes o personas, solamente porque ha visto hace unos segundos a alguien hacerlo? ¿Por qué el organismo imita forzadamente algo que parece fuera de lugar? Es fácil entender que tengamos que bostezar cuando existe una necesidad física, pero que ocurra solamente por ver a alguien hacerlo, no hay una explicación plausible.

Lo cierto es que no existe ni un sólo reflejo del ser humano que no tenga su explicación lógica y todo es cuestión de observación y reflexión. Solemos bostezar cuando tenemos sueño porque el cuerpo nos demanda descanso y unos segundos antes del bostezo estábamos faltos de oxígeno. Tragar esa bocanada extra de aire nos dará una pequeña dosis de energía y quizá podamos seguir aguantando sin dormir. Siempre, después de un bostezo, la persona se despeja parcialmente, aunque si puede se va a dormir.

El bostezo es también una manifestación de que tenemos hambre o al menos de que nuestro cuerpo está deficitario en glucosa. El suministro forzado de aire dará nuevas energías a nuestro cerebro necesitado de glucosa, ya que a fin de cuentas lo que necesita es el producto de su metabolización, o sea, el oxígeno. No obstante, muchas personas manifiestan no tener hambre en el momento del bostezo y en ese caso la explicación puede ser que, o bien las causas son de otra índole, o que aún no teniendo hambre su cuerpo necesita glucosa.

También es muy corriente identificar el bostezo con el aburrimiento o la falta de amor, ambas cosas aparentemente bastante dispares y sin relación, además, con las dos anteriores ¿Qué misión tiene entonces el bostezo para que nos sorprenda con tanta facilidad?

Pues que en el aburrimiento existe una falta de estímulo, un adormecimiento general, incluso mental, y lo que necesitamos es algo que nos desperece y que nos permita seguir activos. Nada mejor que un abultado y hasta sonoro bostezo para despertarnos, aunque ello signifique que ofendamos a nuestro interlocutor. De todas maneras, los ofendidos deberíamos ser nosotros por no encontrar nada interesante en lo que nos están ofreciendo.

¿Y sobre la falta de amor y el contagio con los bostezos ajenos? Aquí les debo reconocer que estoy un poco despistado. Pudiera ser que nuevamente el bostezo nos trate de estimular, pero es algo que requiere más reflexiones. De cualquier manera, les debo insistir en que en este programa de acondicionamiento físico el bostezo juega un papel importante y aunque no lo practiquemos descaradamente delante de la gente, siempre podremos hacerlo fuertemente en privado. El bostezo, por tanto, es una forma de las más racionales y sencillas de estirarse y relajarse, además de constituir un toque de atención para que mantengamos la mente despierta.

Otra de las actitudes instintivas para que hagamos estiramientos son los movimientos de brazos, cuello y columna que hacemos después de permanecer sentados largo tiempo. El alivio tan extraordinario que logramos haciendo estos simples estiramientos nos debería hacer reflexionar y realizarlos continuamente, aunque no estemos sentados.

El estiramiento es, con gran diferencia, el mejor ejercicio físico que deberemos realizar pasados los 40, y podemos prescindir de cualquier otra actividad deportiva, pero nunca de esto. Mediante el estiramiento cotidiano y general, conseguiremos evitar el mayor mal de nuestro sistema óseo- articular, que es el acortamiento de los tendones y ligamentos.

LA SEXUALIDAD

Por increíble que nos parezca, nada hay que resulte más chocante y hasta desagradable para las personas jóvenes que ver a dos ancianos dándose un beso en la boca. Verles hacer el amor ya entra dentro de lo inaceptable, mucho más que ver a dos niños de siete años retozando desnudos en una cama.

Se admite en el ámbito social que la sexualidad es un intercambio saludable para las personas, pero con ciertos límites, los cuales están fijados entre los doce y los 60 años. Antes de esa edad entra dentro de lo condenable incluso por el código penal y después, aunque no está penalizado, ya se encarga la sociedad de condenarlo.

Numerosos hijos se han mostrado hostiles con los devaneos sexuales de sus padres divorciados o viudos, y hasta les impiden con chantajes que puedan seguir teniendo una vida sexual activa libre. Imaginarse a su padre de 70 años haciendo el amor con una mujer de 30 les parece tan aberrante como si lo hiciera con una de 65. Lo importante es que se deje de sexualidad y que se conforme conjugar al mus con sus amigos.

Hasta tal punto están las cosas que es raro el hijo que toleraría a su padre y mucho menos a su madre, en caso de que ya no tuvieran pareja, que se encerrasen en su dormitorio para hacer el amor con un amigo/a improvisado. Y me refiero a realizarlo en su propio domicilio, pues si se trata del domicilio del hijo/a, la cosa ya ni se cuestiona.

Para comprobar que todo cuanto les digo es cierto, hagan que una pareja de octogenarios amigos suyos se pongan a morrearse en plena calle, en el metro, de manera similar a como lo hacen miles de jóvenes cada día. A buen seguro van a tener que escuchar toda clase de comentarios, cuando no insultos.

Pues si en ancianos el asunto de las relaciones sexuales se pone difícil, cuando se trata de padres mayores de 40 años tampoco está fácil. Si los hijos ya son mayores y aún no se han emancipado, los padres se ven condenados a ocultar las relaciones sexuales entre ellos, procurando no alborotar en el dormitorio para que sus hijos no les escuchen mientras hacen el amor y hasta se reprimen en los coqueteos que antes realizaban normalmente durante el día por la casa.

Con todo ello no quiero desanimar a nadie, sino todo lo contrario. Lo mismo que los jóvenes demandan libertad sexual y se enfrentan a sus padres cuando quieren estar encerrados en su habitación con sus parejas, es razonable que los padres exijan la misma libertad para hacer el amor con su pareja. Les animo a que, a partir de ahora, comiencen a vivir una nueva experiencia sexual, más ardiente y satisfactoria, aunque para ello tengan que escuchar de sus hijos que "están salidos".

En la madurez, cuando los ardores incontrolables de la juventud han desaparecido, renace una plenitud sexual que hace disfrutar del sexo con mucha más intensidad. En el caso en que sigamos viviendo con nuestra pareja (casados o no), los años de convivencia no habrán quitado aliciente al sexo, sino todo lo contrario, ya que al conocer mucho mejor el cuerpo de nuestra pareja, sus deseos y reacciones, podemos hacerla feliz, lo mismo que ella a nosotros.

Hay estúpidos que aún dicen frases como es que "si comes jamón todos los días te cansas y necesitas cambiar", a lo que podría responderles que para mí algo tan sencillo como es el agua me sigue pareciendo igual de maravillosa, a pesar de llevar docenas de años bebiéndola. Y es que el amor es eso, un elixir de vida que nunca cansa; mucho menos si lo hacemos con alguien a quien conocemos y amamos.

De todas maneras, si sus apetencias van por la aventura, la infidelidad o el cambio de pareja, es usted tan libre de ejercer como el que elige libremente ser fiel durante toda la vida o permanecer virgen. Que cada cual haga con su cuerpo (y con su sexo) lo que quiera y todas las opciones deben ser respetables, siempre y cuando no perjudiquen a los demás.

EL DESEO SEXUAL

No existe sentido humano que mueva tantas batallas, dinero, ni pasiones, como el instinto sexual. Ni siquiera el instinto materno, tan intenso y profundo, ha creado tantos problemas y sinsabores como el sexual.

Reyes, princesas, cortesanas, mendigos, ricos, intelectuales y hasta labriegos, han visto su vida hundida a causa de un infortunio sexual. Y es que la atracción hacia el otro sexo suele ser incontrolable y en muchísimas ocasiones nos obliga a realizar actos que en estado de sensatez nunca realizaríamos.

HE AQUÍ ALGUNAS DE LAS PREGUNTAS QUE USTED DESEARÍA HACER SOBRE EL SEXO

¿Qué es el deseo sexual?

Es difícil encontrar una definición universal, pero lo que sí sabemos es que cuando se desencadena la libido todo se transforma en nosotros. Parece ser que el instinto y nuestra composición hormonal son la causa de todo, aunque un deseo fuerte puede ser consecuencia también de un olor, una imagen o un tipo de piel determinada. Nadie sabe porqué reaccionamos con pasión hacia una persona, aunque ésta nos sea hostil y su apariencia poco bella, y con indiferencia hacia otra más bella y que se desvive por nosotros.

Cuando deseamos a una persona el cuerpo parece transformarse en una bola de fuego, nuestros músculos se ponen tensos como el arco, aumentan las pulsaciones y el flujo de sangre hacia los órganos sexuales nos da la impresión de que estamos perdiendo el control de nuestros actos. Lo único que queremos es tocar a la persona deseada.

Hay médicos empeñados en decirnos que el secreto está en la hormona testosterona (ahora hablan de endorfinas y feromonas) y que nuestro instinto se rige por esta hormona, especialmente en el hombre. Pero si esta teoría fuera cierta tendríamos que reaccionar positivamente ante cualquier persona del otro sexo y no solamente hacia una en concreto, aunque hay personas en celo perenne que también echan abajo esta idea. Lo cierto es que a pesar de que nuestro nivel de testosterona esté a rebosar, una mujer nos puede causar indiferencia y otra una pasión intensa.

¿El deseo sexual de la mujer es diferente al del hombre?

Sin lugar a dudas sí, aunque la diferencia está en el modo de vivir y sentir el deseo, no en la intensidad del mismo. Está claro que las mujeres no suelen tener un deseo imperioso de violar a los hombres, ni mucho menos de matarles después de una supuesta violación, como hemos podido comprobar desgraciadamente en el varón. Sin embargo, en ellas se da con frecuencia el deseo de castración del varón, lo que deja bien claro que la maldad en el aspecto sexual no es privativa de nadie, aunque abunde más en el hombre.

Los hombres y las mujeres no tienen los mismos instintos a la hora de hacer el amor, ni los mismos miedos, ni reaccionan a los mismo estímulos. Un hombre puede desear el suicidio si se considera impotente, pero una mujer frígida ni siquiera se sentirá responsable de su falta de orgasmo.

Aparentemente el deseo en el hombre es más vivo y el de la mujer es más sutil, más lento, pero eso es quizás antes del acto sexual, durante el preludio amoroso, ya que una vez comenzadas las primeras caricias la pasión de ambos se mezclan y es imposible saber quién siente con mayor intensidad.

Lo parece cierto es que el deseo sexual del hombre es más estable que el de la mujer. A lo largo de toda su vida e incluso si solamente tiene relaciones sexuales con una mujer, el hombre siempre está dispuesto al juego del amor. La mujer, por el contrario, sufre oscilaciones en su deseo sexual, influenciada preferentemente por el medio que la rodea. Una aventura extramatrimonial, sin embargo, suele ser vivida con más pasión por la mujer que por el hombre. Para este, suele ser una situación más de placer, de conquista o de ego, mientras que para la mujer es la liberación de sus penas o frustraciones.

La mujer reacciona muy bien cuando se siente deseada, mientras que al hombre le influye más la dificultad en lograr llegar a la mujer deseada; cuanto más difícil, más deseo sexual, aunque una vez finalizado el acto la decepción suele ser mayor. Por este motivo, la mujer busca siempre sentirse deseable y pone cierta resistencia a la conquista inmediata, ya que sabe que las presas fáciles no logran grandes pasiones. Tiene que hacer notar al hombre que para conquistarla tendrá que hacer méritos.

¿El deseo femenino está influenciado por su ciclo hormonal?

Parece ser que sí. Durante los días de la ovulación aumentan las secreciones vaginales que favorecen una mejor lubricación, del mismo modo que también aumenta la producción de la hormona del deseo, la testosterona, y los estrógenos que la embellecen y dan una sensibilidad mayor a su piel. Entre las dos modifican el Ph vaginal, acondicionan el útero para una mejor fecundación y protegen al óvulo contra factores negativos. Sobre la creencia de que en esos días, que algunos lo identifican con el celo de los animales, la mujer tiene un olor especial que atrae al varón, no hay nada concluyente, mucho menos desde que existen los perfumes y los desodorantes.

¿Por qué puede disminuir el deseo?

Hay bastantes motivos para que disminuya el deseo, incluso hacia una pareja que nos gusta. De entrada, está claro que deseo sexual y placer van unidos y, por tanto, si una persona no siente placer en sus relaciones sexuales es muy posible que pierda el deseo.

También, la creencia de que con las relaciones sexuales se puede alcanzar poco menos que el séptimo cielo, según nos muestran las películas, puede decepcionar a mucha gente si no lo alcanzan. Con mucha más razón, si no nos gusta nuestra pareja sexual nos volveremos inapetentes, más la mujer que el hombre.

La libido es muy caprichosa, impredecible y frágil. El estrés, la depresión, o estar pensando en otra cosa, son motivos suficientes para hacernos perder nuestro impulso sexual. En este sentido, la cabeza domina nuestras emociones corporales y si el inconsciente está frío o en otro lugar, no hay nada que hacer.

Las variaciones hormonales, menopausia o andropausia, influyen menos de lo que la gente pueda pensar, e incluso en esas épocas hay un renacer de la sexualidad y el disfrute, aunque nuestros genitales no tengan la calidad de antes. El mejor dominio de la técnica amorosa, el aumento del tiempo disponible para dedicarlo al sexo y haber desterrado todos los mitos y traumas de la juventud en este tema, hace que la sexualidad pasados los 40 años pueda ser más placentera que nunca.

¿Es cierto que no hay mujer frígida, sino hombre inexperto?

Esta frase, pronunciada en un momento de estupidez por el Dr. Gregorio Marañón, deja bien claro que hasta los grandes hombres dicen grandes tonterías de vez en cuando.

La causa más generalizada de frigidez, tanto en la mujer como en el hombre, es que no guste la pareja. Dejar la responsabilidad del placer sexual en el hombre es solamente propio de ignorantes o de feministas recalcitrantes.

El coito es asunto de dos y por tanto cada uno debe poner su granito de arena para que el otro disfrute. Lo que suele ocurrir muchas veces es que las mujeres creen que por la sola contemplación de su cuerpo desnudo el hombre ya debe "ponerse a tono". De ser así de sencillo, a la mujer también le debía ocurrir cada vez que ve a su hombre en la ducha.

¿El hombre también puede sufrir frigidez?

Con la misma frecuencia que la mujer y la única diferencia está en que muchas impotencias mal diagnosticadas son solamente eso, falta de deseo sexual. Por eso muchos hombres casados siguen acudiendo regularmente a hacer el amor con las prostitutas. No es que sean unos viciosos del sexo, sino solamente que tienen que demostrarse a sí mismos que no son impotentes.

¿La intimidad, por exceso o falta, puede constituir un bloqueo del deseo?

En ambos sentidos, sí. Una pareja muy dominante, experta, puede acomplejar y hasta dar temor a su compañero/a de cama, hasta el punto de no desear hacer el amor. En estos casos, si se hace el amor en un sitio solitario y con todo el tiempo del mundo, puede dar lugar a una inhibición total, lo que no ocurrirá si se hace el amor en un lugar peligroso o fugaz, como por ejemplo el campo, el ascensor o el coche.

El caso contrario, una pareja que no tenga la intimidad necesaria, como es el caso de dormir próximos a los hijos o los suegros, verá limitada su espontaneidad a la hora de hacer el amor y se reprimirán tanto que quizás no puedan llegar al orgasmo. No hay nada que limite tanto a una pareja como no poder hablar, dar gritos o gemir libremente durante el acto sexual.

¿La imaginación puede estimular la libido?

Más que una copa de champán. El erotismo de una película, la pequeña violencia en los abrazos, la simulación de una violación y hasta el uso de prácticas sadomasoquistas, pueden ser alicientes extraordinarios para sentir un deseo imparable de hacer el amor. Lo importante es que ambos se encuentren a gusto con el juego.

¿El dinero es un estimulo para el deseo?

Aunque no siempre, indudablemente supone un aliciente. Hay que tener en cuenta que el atractivo de una
persona no está solamente en su cuerpo, sino en su
carácter y que éste está influenciado y moldeado por el
medio social en el cual se mueve.

Una persona que sienta atracción por el lujo, los coches
o las joyas, se sentirá atraída por la persona que las
posea. No obstante, si tenemos en cuenta la cantidad de
infidelidades que se dan con personas económicamente
débiles, nos daremos cuenta que el dinero no es el
único factor para seducir, aunque ayuda.

Lo que sí es cierto es que el dinero nos servirá para
buscar novedades, lugares nuevos y maravillosos,
música ambiental íntima, hoteles con camas y moquetas
increíbles, perfumes embriagadores y hasta paseos en
góndola por Venecia. Qué duda cabe que un ambiente
así de propicio favorece siempre las relaciones sexuales
y para lograrlo hace falta dinero.

Algunos consejos:

Aunque en cuestión de sexo nadie se puede considerar
un experto, aunque todos parecen serlo, no estará de
más que añada unos pocos consejos a lo anteriormente
leído.

- Siempre es mejor hacer el amor con una persona
  a la que amamos. De ahí a este mítico séptimo
  cielo solamente hay un paso.

- Si no ama a nadie pero quiere tener relaciones sexuales procure no pagar por ellas; a buen seguro jugarán con sus sentimientos.

- Si se considera tan feo/a que necesita pagar para poder hacer el amor con alguien, al menos exija que se lo hagan pasar bien.

- Si tiene pareja estable desde hace años no estaría de más que modificase en algo su apariencia física. No le estoy pidiendo que haga una cura de rejuvenecimiento en una clínica de lujo, sino solamente que cuide a partir de ahora su apariencia. Si es varón, pruebe a teñirse las canas, dejarse bigote y a usar colonia antes de hacer el amor. Si es mujer, cámbiese de peinado, utilice ropa sexy para dormir y suba un poco el dobladillo de sus vestidos.

- No se olviden, tanto ellos como ellas, de empezar el juego amoroso por el día, y para ello nada mejor que volver a los besos al llegar a casa, decirse piropos de vez en cuando, meterse mano debajo de la mesa cuando estamos en un restaurante, ducharse juntos y hasta llamarse por teléfono en horas de trabajo para decirse palabras eróticas. Se asombrará del resultado.

- El sexo bien llevado les mantendrá en forma y les dará lozanía a la piel. Las mujeres están más guapas después de hacer el amor y los hombres están más dispuestos a la lucha diaria si su pareja les ha prometido una noche de pasión.

- No trate de aprender nuevas posturas para hacer el amor; el secreto no está ahí. Lo mejor siempre es el preludio y éste debe comenzar durante el día.

- No se avergüence de su cuerpo ya algo envejecido ni menosprecie el de su compañero/a. Los piropos son norma obligada para quitar complejos.
- Si es usted hombre y tiene algunas dificultades para mantener el tono, no se preocupe, hay otras formas de disfrutar del sexo. Si es mujer y no consigue llegar al orgasmo como antes, pídale que le dé un buen masaje. Verá lo que es disfrutar de una noche de amor. Pero que empiece por los pies y no pare hasta llegar a la cabeza.

De todas formas, bien sea porque los años no pasan en balde o porque quieran organizar orgías sin límite, les nombraré algunos alimentos que tienen propiedades afrodisíacas, así como las plantas medicinales más acreditadas. Todos, absolutamente todos, son inofensivos.

Ajenjo: se utiliza para elaborar aperitivos y mezclado con algo de alcohol se comporta como un buen desinhibidor.

Aleta de tiburón: Lo puede encontrar en cualquier restaurante chino.

Apio: Actúa sobre los órganos genitales y tiene buena reputación como afrodisíaco, especialmente su jugo.

Azúcar: Si somos propensos a la hipoglucemia o la hipotensión, un poco de azúcar nos será útil.

Cacao: Está comprobado que una taza de chocolate antes de acostarse nos da energías durante toda la noche.

Canela: Un plato de arroz con leche repleto de canela dicen que provoca un irresistible deseo de amar, especialmente en la mujer.

Damiana: Hierba empleada por los indios apaches antes de hacer el amor.

Dátiles: Los moros y beduinos tienen fama de buenos amantes y ellos dicen que, en parte, es gracias al consumo cotidiano de dátiles.

Ginkgo Biloba: Una de las mejores hierbas para los varones; les aporta sangre donde más la necesitan.

Menta: ¿Quién no ha dado a probar a su novia un vaso de pipermín en los guateques? Es una bebida de efectos moderados pero seguros.

Miel: Recuerden que la frase de "Ir de luna de miel" viene de antiguo y a los recién casados nunca les faltaba su jarra de miel a la cabecera de la cama.

Pimienta: Hay quien frota los genitales del otro con ella, pero creo que si nos pasamos en la dosis necesitaremos cubitos de hielo para calmar los ardores.

Polen: Uno de los mejores e inofensivos afrodisíacos. En el hombre hace milagros y le permite repetir la hazaña varias veces.

Regaliz: Como contiene estrógenos, dicen que la mujer que lo toma se vuelve apasionada.

Trufa: Procura que sea auténtica ya que su reputada fama como afrodisíaco no es infundada.

Vainilla: Otra especie culinaria de prestigio para hacer el amor.

Otras productos naturales:

Ginseng: El rey de las hierbas, aunque sin resultados tan espectaculares como desearíamos. Se necesita al menos un gramo diario de un Ginseng viejo para que, poco a poco, notemos buenos efectos.

Eleuterococo: Es el Ginseng siberiano y se dice que es más eficaz en la mujer que en el hombre, pero lo pueden tomar ambos hasta dos gramos al día.

Romero: Es el Ginseng español y aunque de efectos muy moderados en este campo del amor, algo ayuda y es más barato. No sirve el que se cultiva en macetas sino solamente el silvestre.

Vincapervinca: Si la cultivas en macetas tendrás siempre la hierba preferida de todos los ancianos ardientes.

Mezclada con alguna de las anteriores, o con todas, es un cóctel explosivo.

Jalea real: Su efecto es lento pero seguro. Nos rejuvenece todo, todo.

Ajedrea: Otro condimento que tiene buenas propiedades para el varón, lo mismo que la Artemisa las tiene para la mujer. No se olvide de incluirlas en sus platos diarios.

HOBBY Y ESPIRITUALIDAD

Los tiempos de cambios drásticos son tiempos apasionados, ya que nunca podemos estar preparados para lo que es totalmente nuevo. Tenemos que ajustarnos a las nuevas situaciones y en este test habremos de probarnos a nosotros mismos; nuestra autoestima, hasta entonces muy segura, puede entrar en crisis. Pero nuestro programa de mejora no puede estar completo y hasta es posible que fracase estrepitosamente, sino cambiamos todos los aspectos más importantes de nuestra vida.

Hemos escuchado tantas veces aquello de "tener un espíritu joven" que lo hemos confundido con estar de fiesta todo el día. La imagen del vejete que baila en la boda de su nieto el rock and roll, nos puede parecer graciosa que siempre hay alguien que le dice aquello de, "estás hecho un chaval", pero esto no le hace ni un minuto más joven ni más saludable.

Una vez demostrada la necesidad de cambiar nuestros hábitos alimenticios, de hacer algún tipo de ejercicio, de mejorar nuestro aspecto externo y hasta de vivir con plenitud la vida amorosa, queda el factor más importante de todos: nuestra vida interna.

Para conseguir esa plenitud que distingue a una persona vulgar de una superior, es necesario que nos introduzcamos en el mundo del espíritu, del misticismo y de la autoaprobación. Si no lo hacemos, lo único que conseguiremos es esa imagen de un cincuentón con camisa de flores, metiendo barriga y acudiendo a una academia de bailes modernos. Necesitamos algo más para que los próximos años tengan una plenitud tal que los anteriores nos parezcan vacíos, sin sentido.

Lo primero que les recomiendo es ese pasatiempo embriagador, individual, no retribuido económicamente, que se llama "hobby". Sin embargo, es necesario que aquello que elijamos para ocupar nuestras horas libres sea algo soñado en nuestra niñez, algo que pueda parecer hasta infantil.

Hay personas que se han dedicado a aprender una carrera universitaria aprovechando los accesos a la Universidad para mayores de 25 años, ya que en su juventud no pudieron hacerlo por falta de medios económicos. Otros prefieren dedicarse a la pintura y se matriculan en una academia de arte, mientras algunos empiezan con pasión un curso de solfeo para poder, por fin, dedicarse a cantar ópera.

Les puedo sugerir también que pinten o cuiden su coche como si fuera un juguete o, precisamente eso, que se compren los juguetes que nunca pudieron tener en su niñez. Podrían dedicar sus horas libres a montar aquellas maquetas recortables que tanta ilusión le hicieron, o comprar de nuevo los soldaditos de plomo con los que jugaba con sus hermanos. Nada está vedado a la hora de escoger un hobby que le llene, incluso si lo que desea es aprender ballet, jugar al golf o participar en un rally. Puede dedicarse también a desguazar su coche y recomponerle de nuevo hasta que parezca un modelo recién salido de fábrica o irse a la Plaza Mayor a cambiar sellos de correos. Ni que decir tiene que si en lugar de sellos prefiere coleccionar cromos de personajes infantiles, tebeos de hace 50 años o las fotos de sus artistas preferidos, puede hacerlo. Lo importante es que cuando usted esté metido de lleno en su afición el mundo desaparezca.

Como nuevas sugerencias le puedo decir que también es muy gratificante aprender teatro, fotografía, escultura y hasta fontanería. Se trata, en suma, de conseguir algún viejo anhelo nunca realizado o de intentar aprender una profesión para la que en principio no parece bien dotado.

Desde hacer figuritas con palillos o miga de pan, hasta hacerse un vestido de la Bella Durmiente para sacarse fotos con él, cualquier cosa vale. Debe intentarlo con todas sus fuerzas, ya que de ello depende su verdadera transformación. Solamente aquellas personas que vegetan jugando al mus todas las tardes, o que dependen de otros para llenar sus ratos de ocio, tienen un proceso de envejecimiento muy acelerado.

Usted va a tener la sensación no solo de que el tiempo se le ha detenido con respecto a sus amigos, sino que está retrocediendo, que se encuentra cada día mejor, más fuerte, más feliz y seguro de sí mismo.

LA ESPIRITUALIDAD

Aquí llegamos al capítulo más profundo y al más delicado.

Ahora ya no está de moda ser religioso y mucho menos ser católico. Los tiempos han cambiado tanto que declararse católico, creyente en Dios y respetar la doctrina de la Iglesia, supone de entrada tener que soportar burlas y hasta insultos de los que "pasan de religión." Tal es la virulencia que existe contra los creyentes y mucho más para los curas, que hasta el Papa es criticado abiertamente, la prensa se burla de él con frecuencia y tiene que viajar en un coche blindado para que no le mate cualquier fanático antirreligioso.

Y yo, que no soy creyente, le aconsejo que si usted lo es siga adelante ahora con más empeño. Que no desmaye en sus oraciones, ni que deje de acudir a la iglesia y de tratar de hacer el bien. Piense en lo que tuvieron que sufrir los cristianos en tiempos de Cristo y las numerosas persecuciones que padecieron a lo largo de estos dos mil años y tendrá una razón para no desmayar.

Ahora no es que esté de moda ser agnóstico, ateo o simplemente no creyente, que puede ser una opción de vida tan respetable como la que más, el problema es que los no creyentes se creen con el derecho a criticar, cuando no vapulear, a los que sí creen en Dios. Esta falta de respeto a las creencias del prójimo resulta indignante y pone en entredicho la sinceridad de personas que se declaran respetuosos con los derechos humanos.

Paradójicamente, si usted deriva hacia religiones des- conocidas o procedentes de un país oriental, como el budismo o la filosofía Zen, de repente se encontrará conque todo el mundo le respeta y hasta le admira. No hay nada mejor visto como irse al Tibet quince días y al regresar contar a los amigos que ha estado orando en algún templo budista. Hasta es posible que le hagan entrevistas en la televisión y su imagen les recuerde la de un Lama reencarnado, mucho más si se viste a partir de entonces con alguna túnica y se deja barba blanca.

Y es que lo oriental farda mucho.

Lo curioso del caso es que todas las opciones sirven, si de lo que se trata es de encontrar un sentido nuevo a la vida. Da igual que usted elija el cristianismo, el Islam, los mormones o los testigos de Jehová, si con ello su visión de la humanidad y la otra vida se ve enriquecida y alcanza un esplendor espiritual que antes no tenía.

Y ya que de otra vida hablamos, si lo suyo no son las religiones ni le gusta guiarse por doctrinas milenarias, puede probar a introducirse en el mundo del Más Allá, de los espíritus y las percepciones extrasensoriales. En este campo, el del Más allá y la parapsicología, deberá andarse con cuidado ya que si tiene la suerte de sentir "algo", las emociones pueden ser ciertamente muy fuertes. Infórmese bien antes, lea mucho y esté preparado también para soportar las burlas de los "científicos" y de los que no creen en la Otra Vida. Pase de ellos y no intente convencerlos. Si lo hace, les empezará a mirar con cierta pena por lo que se pierden, como miran los religiosos a los que no creen en Dios.

LOS ANTIOXIDANTES

Del mismo modo que el oxígeno es la parte más esencial para nuestra existencia, es también el elemento que provoca lentamente nuestra destrucción. Al estar nuestro organismo compuesto básicamente de minerales, fácilmente oxidables, el proceso oxidativo que genera el oxígeno se vuelve contra nosotros, condenándonos a una lenta pero segura oxidación.

La prensa nos ha hablado de que algunas personas multimillonarias utilizan cámaras enriquecidas en oxígeno para mantenerse jóvenes y sabemos que a las personas afectadas de enfermedades cardíacas y pulmonares les suministran aire enriquecido con oxígeno. Pero si estas dos formas de utilizar el oxígeno nos pudieran dar la impresión de que con un poco de oxígeno extra nuestra juventud sería eterna, estaríamos cayendo en un tremendo error.

Empezando por los enfermos que utilizan las mascarillas de oxígeno, diré que en esos momentos de su enfermedad existe una hipoxia (déficit de oxígeno) y si se prolonga largo tiempo, las células corporales, en especial las cerebrales, acabarían dañadas. Como su función respiratoria deprimida no puede aportar el oxígeno que necesitan, es necesario suministrarlo con ayuda mecánica. Una vez solucionado el problema hay que evitar seguir dando oxígeno extra, ya que de no hacerlo le provocaremos un acortamiento de su vida. El oxígeno, que antes le dio la vida, se la vuelve a quitar.

La razón para esta dualidad del oxígeno, vida/muerte, está en los radicales libres, unos fragmentos moleculares ricos en oxígeno, los cuales circulan libremente y para sobrevivir oxidan a las moléculas grasas y los metales, produciendo daños irreversibles a las membranas celulares y mitocondriales, dañando incluso a las moléculas de DNA, material genético primario de las células corporales.

Los radicales libres destruyen, mediante un sistema de electrocución, los tejidos sanos e impiden la regeneración celular, digiriendo no solamente las sustancias sobrantes (labor útil), sino cualquier componente rico en oxígeno, y provocando el temible efecto oxidativo. De este modo, comprenderán el porqué el oxígeno es capaz de acelerarnos nuestra destrucción, a pesar de que una dosis de oxígeno extra nos produzca euforia.

Numerosos son los factores que aceleran la formación de los radicales libres y en ellos sí que podemos incidir para impedir su proliferación desmesurada. Entre los más conocidos tenemos al humo del tabaco, aspirado o ambiental, la alimentación rica en grasas animales, el agua purificada con cloro o «enriquecida» con flúor, el estrés, los alimentos refinados, así como la carencia de vitaminas o minerales.

Pero ahora vamos a frenar a estos demoníacos componentes mediante la ingestión de los antioxidantes que tenemos a nuestro alcance. No podemos quizá impedir que se formen los radicales libres, pero sí vamos a conseguir que no logren oxidar a nuestras células, dejándoles que cumplan solamente su buena labor de digerir desechos orgánicos.

Antes de indicarles cuáles son los antioxidantes más eficaces, les debo insistir en la tremenda acción negativa que tienen las grasas animales -saturadas- sobre nuestro organismo y en especial en su potenciación de los radicales libres. Mientras no las eliminemos de nuestra alimentación, poco conseguiremos.

Germen de trigo:

La germinación de cualquier semilla, en especial las de alfalfa, soja o trigo, da como resultado un alimento tres o cuatro veces superior en nutrientes y antioxidantes que en su estado anterior. En el germinado de trigo, por ejemplo, encontramos el preciado antioxidante SOB, además de la vitamina E, los cuales se consideran los dos antioxidantes más eficaces disponibles.

Selenio:

Es un mineral que necesitamos en muy pequeñas cantidades, pero cuya carencia provoca enfermedades reumáticas, cardíacas y atrofias musculares. Potencia la acción de la vitamina E y ayuda a combatir el cáncer y el sida.

Dado que es un mineral tóxico en su estado puro, solamente lo debemos consumir como suplemento dietético y mejor aún asimilado en levaduras. El selenito sódico puede ser tóxico a largo plazo, lo mismo que los champús a partir de selenio.

Podemos encontrar selenio en estado natural en los cereales integrales, las levaduras, el ajo, la cebolla y las hortalizas frescas.

Vitamina E:

Aunque las diferentes formas de la vitamina E, los tocoferoles, no parecen tener una acción específica sobre las enfermedades, sabemos que poseen una gran capacidad antioxidante sobre las grasas saturadas. Por tanto, cuando tomemos una alimentación rica en grasas deberemos tomar suplementos de vitamina E para evitar su enranciamiento y oxidación.

En estado natural la podemos encontrar en el germen de trigo, la remolacha, el brécol, la lechuga, las espinacas y los espárragos.

Vitamina A:

Es una de esas vitaminas que no es destruida por la cocción y que se almacena bien en nuestro organismo.

Sabemos que ayuda a prevenir el envejecimiento de la piel y mucosas, que corrige la pérdida de visión nocturna y evita el cáncer de pulmón al protegernos contra la polución ambiental.

Impide la formación del radical libre peróxido, el más peligroso de todos.

La podemos encontrar en el hígado de los pescados azules, en las zanahorias, los calabacines, el tomate, el brécol, las endibias y las espinacas.

Vitamina C:

Fue el primer antioxidante conocido y en forma de ácido cítrico se le utiliza ampliamente como conservante alimentario.

Dosis extras de esta vitamina revitalizará sus glándulas suprarrenales, corregirá la tensión baja y bloqueará la acción de la mayoría de los cancerígenos presentes en los alimentos.

Su acción se potencia al unirla a las vitaminas A y E, mucho más si está en presencia de la rutina o vitamina P.

Alimentos ricos en vitamina C son los cítricos, los tomates, el brécol, las patatas crudas, la acerola y la verdolaga.

Vitaminas B-1, B-6, Paba y ácido pantoténico:
Forman parte del denominado grupo vitamínico B, casi 20 vitaminas, siendo éstas las que más capacidad tienen como antioxidantes. La vitamina B-1, por ejemplo, nos ayudará a mantener nuestro sistema nervioso en buen estado y evitará que se formen aldehídos y radicales libres si ingerimos alcohol.

La B-6 mantiene las arterias en buen estado impidiendo que se produzca arteriosclerosis y mejora el metabolismo de las proteínas.

El Paba es utilizado desde hace años en la terapia de rejuvenecimiento de la doctora Aslan, ya que sabemos que es un potente antioxidante. Evita sobretodo el envejecimiento de la piel causado por los rayos del sol y protege contra la falta de ozono y la polución ambiental.

El ácido pantoténico, es un productor de energía especialmente en tiempo frío y evita la aparición de canas prematuras, así como la caída del cabello.

Todas estas vitaminas se pueden encontrar en los cereales integrales, la levadura de cerveza, las legumbres y las hortalizas.

Otros antioxidantes menos utilizados y con menos potencia son: el aminoácido cisteína (acción sobre la mucosa respiratoria), el ácido retinoico (regenera la piel), la ergotamina (mejora el riego cerebral), la vincapervinca (mejora la llegada de oxígeno al cerebro) y el L-Dopa (mitiga el Parkinsonismo.)

EL PECHO FEMENINO

No es casualidad, nada en la naturaleza lo es, que los atributos genitales de los humanos sean, al mismo tiempo, los órganos fecundativos y la parte más deseada del cuerpo. Los pechos femeninos no son una excepción a esa regla y si tenemos en cuenta la labor tan vital que desempeñan en el mantenimiento de la especie, comparativamente con los del hombre, es fácil entender el porqué del tremendo atractivo que tienen para los varones y la importancia que la propia mujer les da, a los suyos propios y a los de las otras mujeres.

Estéticamente, una mujer llamará mucho más la atención por la calle si posee un busto abundante y bien formado, que con el resto de su cuerpo. Además, los pechos de la mujer pueden mostrarse con la misma eficacia con un vestido elegante, de fiesta, que con una camiseta raída y nunca son considerados tan obscenos cuando se muestran al aire, como suele ocurrir con los genitales o las nalgas. La mayoría de los países son permisivos con el desnudo de la cintura para arriba, pero son más tajantes con el de la cintura para abajo.

A diferencia con el pecho del varón, los pechos femeninos tienen unas peculiaridades altamente interesantes, motivadas por su papel para la lactancia. Están situados en la parte alta del tórax, en posición lateral, cubriendo desde el borde del esternón al pliegue anterior de la axila. Una vez desarrollados en la edad adulta, llegan a tener una anchura de 10 centímetros y 12 centímetros de altura, por término medio, ya que no existen medidas «normales», lo mismo que tampoco las hay en los genitales del varón.

La estructura interna del pecho está resguardada por un manto de grasa que lo protege, le da forma y es la parte más importante a la hora de formar un hermoso pecho. Tal es así, que cuando la parte grasa se altera, por exceso o falta, el pecho pierde estética. Así mismo, mientras duran en la mujer los años reproductivos, las glándulas productoras de leche dan consistencia a las mamas, aunque no se esté en período de lactancia. Una vez llegada la menopausia, la flacidez se hace notoria, principalmente a causa de esa atrofia secretora.

Para facilitar y resolver todos los interrogantes que se puedan hacer sobre el pecho femenino, he aquí un diálogo de preguntas y respuestas que agilicen las explicaciones.

¿Se puede considerar al pecho un músculo más?

Parte de él está sostenido por los músculos pectoral mayor y pectoral menor, pero actúan en una proporción ciertamente pequeña. La misión del pectoral mayor es la de llevar el brazo extendido hacia el tronco, mientras que la del menor prolonga el alcance del brazo hacia el frente. Trabajando sobre ellos conseguiremos dar firmeza y levantar el pecho en las zonas próximas del brazo, pero no podremos apenas modificar su zona más alta para dar volumen, ni la zona más próxima al esternón.

La mayor parte del pecho está sujeto por una delgada capa de piel y de ligamentos que determinan su emplazamiento en el tórax y su ligazón con la piel. Su composición, por tanto, no es muscular sino básicamente una mezcla de grasa y tejido fibroso, muy rico en terminaciones sensitivas y vasos sanguíneos.

¿No hay entonces ningún deporte o ejercicio que sea especialmente útil?

Se pueden realizar aquellos ejercicios que potencien y den firmeza a los músculos próximos al pecho, como los pectorales. En este sentido, cualquier ejercicio que hagamos llevando los brazos estirados hacia el tronco, incluso estando recogidos, mejorará la zona de las axilas. Lo que es muy importante tener en cuenta es que no es lo mismo hacer ejercicios isométricos que dinámicos. Los dinámicos, con pesas, producirán volumen de los músculos pectorales, mientras que los isométricos reforzarán todos los ligamentos de la mama. La mezcla de ambos, sabiamente realizados, será la mejor manera de reforzar el pecho mediante ejercicios. Debo recordarles que los ejercicios isométricos se realizan haciendo presión, una mano contra otra, a la altura del pecho, durante quince segundos.

Hay otros deportes igualmente útiles y son aquellos que dan volumen a la capa torácica, ya que una mujer que tenga un tórax bien desarrollado dará la impresión de tener un pecho igualmente bien formado. En este sentido, cualquier deporte aeróbico, como el footing, puede ser muy útil. La natación, además, evita el relajamiento de la piel y de las fibras elásticas, siempre y cuando se haga en agua fría.

¿Hay alguna actividad física más que se pueda hacer?

Todo ejercicio que mejore la espalda ayudará a mejorar la belleza del pecho. Una espalda sin fuerza es una espalda curvada y esto motiva el que los hombros se vayan hacia delante, cerrándose el tórax y hundiéndose, lo que provoca así mismo el aplastamiento del pecho. Por tanto y del mismo modo que trabajamos los músculos del tórax hay que enderezar la espalda para evitar el aplastamiento. Hay que tratar de ir siempre bien erguidas al caminar y poner la espalda recta cuando nos sentemos, ya que así produciremos la expansión de la caja torácica y con ella el levantamiento del pecho.

¿Y el volumen, de qué depende?

De la proporción de grasa. Cuando una mujer adelgaza lo hacen al mismo tiempo sus pechos, aunque la genética tiene bastante influencia en este sentido. Sin una adecuada cantidad de grasa el pecho no tendrá volumen y se caerá, por mucho ejercicio que hagamos. Cuidado por tanto con esas dietas carentes por completo de grasas.

¿Hay cosméticos que sirvan de algo?

No se puede generalizar. Como su efecto es externo, localizado, los resultados no pueden ser espectaculares. Se le han comprobado efectos beneficiosos a largo plazo a aquellas pomadas que aportan ácidos grasos esenciales, como las que contienen aceite de Prímula o cacahuete. También son bastante buenas las que contienen placenta humana o las que aportan estrógenos. Otros cosméticos, aunque no den volumen, pueden proporcionar una mayor elasticidad a la piel y mantenerla hidratada, lo que unido a alguna de las anteriores puede dar buenos resultados estéticos. Las cremas o ampollas a base de oligoelementos, colágeno, elastina, proteínas y plantas medicinales como el lúpulo, son las más eficaces y no hay que tomar precauciones especiales con ellas. De todas maneras, solamente hay que esperar resultados de interés pasados treinta días.

¿Hay aparatos de uso doméstico que sirvan para algo?

La mayoría son adecuados, pero limitados en cuanto a su acción. Si se tienen suficientes conocimientos de anatomía se puede uno mismo fabricar sus propios aparatos caseros y lograr los mismos efectos que con los comercializados.

Si, por ejemplo, el problema es de pecho caído, se puede utilizar un tensor de gomas o muelles, o cualquier utensilio que podamos estirar gradualmente y darle incluso más fuerza a medida en que pasan los días. Este aparato mejorará principalmente la espalda y si lo alternamos con una barra de torsión, que trabaja el pectoral, ya tendremos el trabajo muscular completo.

Al finalizar, una ducha local de agua fría afianzará el resultado.

¿Existen algunas precauciones a tener en cuenta en la higiene?

No debemos olvidar que la piel del pecho es muy delicada, fina, y que necesita su manto graso, por lo que cualquier acción abrasiva con jabones fuertes o una excesiva exposición al sol pueden estropear los buenos logros conseguidos anteriormente. Para lavarlos es mejor utilizar solamente agua fría y alguna crema limpiadora hidratante.

¿Cómo puedo adelgazar lo suficiente y no perder volumen y firmeza en el pecho?

Adelgazando muy lentamente y no eliminando las grasas vegetales de su alimentación, sino solamente las animales. Hay que insistir que sin grasa no hay pecho bello y que los suplementos de proteínas que se venden con esa finalidad solamente reafirman la parte de las axilas. En este sentido, las mezclas de aminoácidos ramificados que se venden para aumentar el volumen muscular pueden ser útiles ya que si contienen, entre otros, arginina, estimularán la producción hormonal.
Los adelgazamientos drásticos estropean la figura, el pecho, el pelo y la elasticidad de la piel, especialmente pasados los 30 años. Esos adelgazamientos intensos dejan secuelas, la mayoría de las veces irreversibles.

¿Hay algún suplemento dietético que sea útil?

Además de las mezclas de aminoácidos ramificados mencionados, se pueden conseguir beneficios con la jalea real, las perlas de Onagra (Primrose), el germen de trigo, el polen, la alfalfa y los copos de avena. También ayudan, aunque a largo plazo, las infusiones de lúpulo, salvia y tuya. Las mujeres de los pueblos dicen que comiendo grasa de gallina y también untándose el pecho con ella, se consiguen resultados extraordinarios. Por probar...

LA CAÍDA DEL CABELLO

Ni un pelo de tonto

Salvo unos pocos que han pasado a la historia, como Yul Brynner o Teddy Savalas, muy pocos hombres y aún menos mujeres, han elegido el cráneo rapado como modo de lucir su cabeza. Algo debe tener el pelo para los seres humanos que hasta Sansón perdió sus energías cuando se lo cortaron.

Sobre las mujeres y su especial interés por el pelo hay numerosos escritos y solamente con un pequeño vistazo podemos observa la importancia capital que le dan a su cabellera. Por ejemplo: se lo peinan, se lo arreglan, se lo tiñen y acuden a la peluquería, muchas más veces que el varón. Mientras que éste se limita a decir al peluquero "arréglamelo un poco", las mujeres se hacen peinados increíbles, se lo tiñen en profundidad y hasta suelen tener una peluca para los días muy especiales.

El Kamasutra no es ajeno a este delirio de la mujer por el cabello y hay un apartado dedicado solamente a deducir qué es lo que quiere una mujer, solamente observando cómo trata su pelo. Si se lo peina con vigor es que está furiosa, si se mete los dedos entre los pelos delante de un varón es que le agrada, si se lo arregla antes de presentarse delante de alguien es que quiere causarle buena impresión, si se lo corta exageradamente es que quiere cambiar de modo de vivir y si se desmelena es que necesita hacer el amor.

No sé si será cierto o no lo que el Kamasutra dice, pero lo que sí sabemos es que la calvicie en la mujer es mucho peor asumida que en el hombre, y mientras que para ellos es causa de bromas, para ellas puede constituir motivo de fuertes depresiones.

Hasta hace pocos años la caída del pelo era un problema casi exclusivamente masculino, desde muy tempranas edades, pero en la actualidad ambos sexos suelen estar igualados en cuanto a calvicie a partir de los cuarenta años. Si una persona ha resistido bien hasta esa edad y conserva una buena cabellera, lo más probable es que la conserve siempre; en caso contrario, tanto problema tendrá uno como otra. Además de esto, las canas suelen aparecer por igual en ambos sexos y solamente los tintes usados con frecuencia por las mujeres nos hacen creer que somos los hombres los que más acusamos ese problema, cuando no es así.

La causa hay que buscarla en el modo de vivir de las personas en la actualidad. Desde que la mujer se ha incorporado al mundo del trabajo con la misma intensidad que el hombre, disfruta de la misma libertad, hace vida nocturna, fuma y bebe en igualdad de condiciones, tiene, por lógica, los mismos problemas que antes eran exclusivos del varón. Este, por contra, ha aprendido de las mujeres a cuidar su físico y no duda en utilizar cuantos cosméticos le ofrece la industria. Ahora también utiliza tintes, lociones contra la caída, acondicionadores y va a la peluquería con más asiduidad que antes. Además, acude a las clínicas para restaurar el pelo con la misma frecuencia que la mujer.

Nuestro pelo

Se calcula que existen aproximadamente unos 5 millones de folículos pilosos en un adulto, algo así como 600 folículos por centímetro cuadrado, siendo la distancia entre ellos casi igual.

Respecto a la influencia hormonal que existe sobre el pelo no hay una conclusión clara, aunque sabemos que es precisamente durante la pubertad cuando sale cierto tipo de vello, como el púbico y el axilar, y que en la menopausia se pierde el de la cabeza, aunque se puede conservar el de las otras zonas. También sabemos que las mujeres suelen tener una tendencia a tener vello similar al del hombre cuando llegan a la madurez (bigote, barba) y que esto alguien ha querido relacionarlo con el cese de la producción de hormonas femeninas.

De cualquier manera y teniendo en cuenta que la calvicie y las canas son aún un problema sin resolver, posiblemente la razón está en que aún no sabemos la causa de estas anomalías y que la teoría hormonal es solamente una de las causas, pero no la única. De ser así, seguiríamos con la creencia de que los calvos son más viriles que los melenudos. Lo único que sabemos es que cuando salen las canas la caída del cabello se suele detener y que éstas son la mayor garantía de que conservaremos nuestro pelo durante muchos años más.

Diariamente se nos caen entre 20 y 30 pelos, sobre todo en otoño, no queriendo indicar esto ninguna patología sino el recambio cotidiano de nuestro cuero cabelludo. Solamente cuando la cantidad excede de esta cifra y aún más si el pelo que se cae es de tallo delgado y transparente cerca de la raíz, es cuando debemos poner los remedios necesarios. Este tipo de pelo no vuelve a crecer.

La longitud del pelo es algo genética, aunque puede estar limitado por carencias nutritivas y su composición suele ser bastante estable en casos de buena salud. Analizándolo podemos ver que contiene agua, proteínas (especialmente Queratina), lípidos, calcio y numerosos oligoelementos. Algunos investigadores utilizan muestras de pelo para realizar un estudio nutricional de la persona, bastante más exacto que un análisis de sangre. La razón que aducen es que la composición de la sangre no es estable, que varía constantemente, mientras que el cabello es menos influenciable a las variaciones recientes.

El color del pelo también está dirigido genéticamente, aunque no necesariamente por los padres. La hipófisis regula la cantidad de melanina que determinará, junto a la geomelanina, el color definitivo en la edad adulta. Cuando ambas desaparecen dan lugar a las canas.

Para tener un pelo sano y abundante:

Aunque no están bien claras todas las circunstancias que determinan el crecimiento continuado del cabello, sabemos con seguridad algunas, mientras que otras permanecen como interrogantes.

El primer factor es el sistema nervioso y de él depende en buena manera la salud del pelo. Un sistema nervioso y emotivo equilibrado, sereno y feliz, da casi siempre como resultado un pelo sano. Por el contrario, de todos es sabido que los problemas emocionales, las depresiones y el estrés, son capaces de eliminar en pocos días la cabellera más sana. La teoría hormonal, por tanto, no nos vale.

Otro factor muy importante es la buena nutrición sanguínea, de ahí que las personas linfáticas o nerviosas tengan menos pelo.

Se dice también que la mayoría de las lociones no sirven para nada, salvo el masaje que se aplica para su buena distribución, el cual estimula la circulación capilar.

Referente a las hormonas, sabemos que el folículo piloso es rico en hidrotestosterona y que a mayor cantidad, menor crecimiento del pelo, pero el hecho de que los antiandrógenos aplicados incluso localmente no dan apenas resultado, invalida una vez más el papel que se le quiere dar a las hormonas.

Otros motivos bien estudiados que motivan la caída del pelo son las infecciones, mucho más las locales, los tumores generalizados, los traumatismos, así como una gran variedad de dermatosis en la que no falta la seborrea, los hongos, la caspa o la tiña.

El tratamiento:

No hay ningún tratamiento definitivo para evitar la caída del pelo y el éxito estará más que nada en función de las causas que lo motivaron y de la antigüedad de la alopecia.

Las alopecias recientes, espectaculares, producidas por ejemplo por una hepatopatía, una intoxicación o un shock emocional, tienen mejor solución que las que se dan con el paso de los años. En estas hay que ser realistas y no esperar resultados espectaculares, al menos a corto plazo.

A nivel general y para mejorar cualquier tipo de cabellera, se deben tomar suplementos diarios de alfalfa, mijo y los oligoelementos Zinc y Sílice. Si se utilizan de modo continuado durante al menos tres meses, la salud del pelo mejorará sensiblemente y es posible que comience a crecer tanto en largura, como en vitalidad y espesor. Otras ayudas internas pueden ser la jalea real, el germen de trigo, la levadura de cerveza, las vitaminas A y B, así como el azufre, el yodo y el aminoácido cisteína. No son tan eficaces como los anteriores, pero ayudan bastante, siempre y cuando, insisto, se tomen por lo menos durante tres meses. Ese es el tiempo que se necesita para que crezca pelo nuevo regenerado, ya que el viejo está condenado a caerse hagamos lo que hagamos.

Localmente hay miles de soluciones y por eso he creído conveniente recomendar solamente aquellas que tienen detrás de sí cientos de años de utilización. Si funcionaban antes, forzosamente tienen que funcionar ahora.

Las hierbas más eficaces contra la caída del pelo son el Abrótano macho, y el Romero, disueltas en solución hidroalcohólica para que penetren a través de la piel.

Para el cabello graso son útiles las lociones de limón, los champús de arcilla y la Ortiga verde.

Para la caspa dan buenos resultados las lociones a base de Tomillo, Bardana y Própolis, actuando además cualquiera de ellas como regeneradores y estimuladores del crecimiento.

Otras plantas que tienen buena acción sobre cualquier problema del pelo son el Espliego, la Capuchina, el

Abedul, la Salvia y el Enebro, además del Ginseng. Siempre se pueden esperar mejores resultados si los usamos como loción que como champú y en la mayoría de las veces la mezcla de varias de ellas dan mejores resultados que por separado. En el mercado existe toda una variedad de preparados con estas plantas medicinales y será fácil encontrar la que buscamos.

Últimos consejos:

1. Lavarse el pelo todos los días es una de las causas más habituales para que se caiga prematuramente.
2. Lavarse con champús muy enérgicos provoca seborrea difícil de corregir, ya que al eliminar la capa grasa del cuero cabelludo el organismo se defiende segregando más grasa, al ser ésta necesaria para conservar la flexibilidad del pelo.
3. Los champús suaves, para niños, tampoco son adecuados para lavarse el pelo diariamente ya que aportan grasa extra y por contra eliminan la que el pelo posee por naturaleza.
4. El agua de mar, rica en sales, no es perjudicial para la fortaleza del pelo, pero sí lo son los baños de sol y el abundante sudor.
5. No utilice el secador muy cerca, ni a temperatura muy alta.
6. En lugar de peine, cámbiese a un cepillo de buena calidad y nunca dé tirones a su pelo para desenredarlo. Terminará por sacar la raíz y nunca más volverá a crecer.

LOS 29 MOVIMIENTOS MÁGICOS

No le voy a proponer ahora ninguna tabla de gimnasia agotadora y ni siquiera va a tener que derramar una gota de sudor. Es más, el cansancio está totalmente prohibido en estos 29 movimientos mágicos. Deberá hacer los ejercicios lentamente, incluso algunos solamente poniendo sus músculos en tensión, sin moverlos, ya que lo que se pretende es tonificar, aumentar el riego sanguíneo, endurecer y mejorar la elasticidad. Su apariencia externa es posible que apenas se modifique con estos ejercidos, pero su salud y sus habilidades físicas mejorarán rápidamente. Después de apenas un mes de práctica diaria se quedará asombrado de lo que estos 29 movimientos, que apenas le exigirán media hora al día, podrán hacer por su cuerpo.

No se olvide de las tres reglas básicas:

Realice los movimientos con lentitud.
No se canse.
No aplique excesiva fuerza.

EJERCICIO UNO
Mejoramiento del pectoral

Coja una cuerda o mejor aún una goma, con las dos manos y pásela por la espalda. Cierre los brazos hacia el pecho, manteniendo los codos horizontales.

EJERCICIO DOS
Mejoramiento del tríceps

Con la misma goma, ahora estire uno de los brazos al frente, como si quisiera empujar algo. Después cambie al otro brazo.

EJERCICIO TRES
Mejoramiento del tríceps y pectoral menor

Ahora estire ambos brazos al frente, bien juntos.

EJERCICIO CUATRO
Mejoramiento de los músculos oblicuos

Sujete la goma con el pie y baje la mano contraria todo lo que pueda. Después, cambie de mano.

EJERCICIO CINCO
Mejoramiento del pectoral

Junte las palmas con los codos horizontales y haga presión durante 30 segundos.

EJERCICIO SEIS
Mejoramiento del pectoral menor

Con las manos en las caderas lleve los codos hacia delante y mantenga la posición unos segundos.

EJERCICIO SIETE
Mejoramiento del abdominal inferior

Tumbados en el suelo, manos en la nuca, eleve las dos piernas juntas y manténgalas en el aire sin moverlas.

EJERCICIO OCHO
Mejoramiento del abdominal superior

Las manos en la nuca, sin tensión, piernas flexionadas y la espalda ligeramente levantada del suelo. Manténgase en esta posición, sin moverse, todo el tiempo que pueda.

EJERCICIO NUEVE
Mejoramiento de los serratos

Ahora haga como si empujara una pared imaginaria.

EJERCICIO DIEZ
Mejoramiento del cuadriceps y abdomen inferior

En pie, mantenga la pierna totalmente estirada a la máxima altura, durante algunos segundos. Luego con la otra pierna.

EJERCICIO ONCE
Mejoramiento del abdomen inferior y el equilibrio

La pierna flexionada, a la máxima altura, con las manos en la espalda, permaneciendo así algunos segundos. Después, cambie de pierna.

EJERCICIO DOCE
Elasticidad de cintura

Con los brazos a los costados, baje lentamente todo lo que pueda. No de tirones ni rebotes. Cambie de lado.

EJERCICIO TRECE
Mejoramiento de abductores

Ponga ambas manos en la parte lateral de las rodillas flexionadas. Empuje hacia dentro mientras que las rodillas tratan de hacerlo hacia fuera.

EJERCICIO CATORCE
Potenciación de abductores

Tumbados lateralmente, subimos una pierna y ponemos la mano en la rodilla. Mientras la pierna trata de subir, la mano se lo impide.

EJERCICIO QUINCE
Mejoramiento de aductores

Ahora ponemos las manos dentro de las rodillas flexionadas. Tratamos de cerrar las piernas pero las manos se lo impiden.

EJERCICIO DIECISÉIS
Mejoramiento del trapecio

Ponemos una mano en la nuca y con la cabeza hacemos fuerza hacia atrás.

EJERCICIO DIECISIETE
Potenciación del trapecio

El codo arriba, horizontal, y una mano detrás del brazo. Hacemos fuerza para llevar el brazo atrás pero la mano se lo impide. Cambiamos después de brazo.

EJERCICIO DIECIOCHO
Mejoramiento de los dorsales

Una mano sobre la otra y los brazos estirados al frente. Hacemos fuerza hacia el suelo como si empujásemos algo invisible.

EJERCICIO DIECINUEVE
Dorsal ancho y trapecio

Nos agarramos las manos detrás y tratamos primero de separarlas y luego las empujamos una contra otra.

EJERCICIO VEINTE
Mejoramiento del deltoides

Ponemos el codo horizontal y una mano sobre el brazo. Ahora tratamos de subir el brazo pero la mano se lo impide. Luego cambiamos de brazo.

EJERCICIO VEINTIUNO
Mejoramiento del tríceps

Un brazo flexionado mientras que la mano del otro le sujeta. Ahora tratamos de estirarlos al frente pero la otra mano se lo impide. Luego cambiamos de brazo.

EJERCICIO VEINTIDÓS
Potenciación del tríceps

Nos agarramos las manos por detrás de la nuca y mientras un brazo trata de estirarse el otro se lo impide.

EJERCICIO VEINTITRÉS
Mejoramiento del bíceps

El codo flexionado, con la palma hacia arriba y la otra mano encima de la muñeca. Hacemos fuerza para doblar el codo pero la otra mano se lo impide. Luego cambiamos de brazo.

EJERCICIO VEINTICUATRO
Mejoramiento de glúteos

Apoyados en la pared, como si estuviéramos sentados, con la espalda recta. Nos mantenemos en esa posición el máximo tiempo posible.

EJERCICIO VEINTICINCO
Mejoramiento de los gemelos

Nos ponemos de puntillas y aguantamos así todo el tiempo posible.

EJERCICIO VEINTISÉIS
Mejoramiento del equilibrio

Una pierna ligeramente flexionada y la otra enlazada a la altura de la rodilla. Para no caernos, miramos a un punto concreto.

EJERCICIO VEINTISIETE
Mejoramiento de la fuerza

Un niño pequeño nos puede servir para ganar potencia. Le mantenemos en el aire con nuestro antebrazo, pero teniendo el codo horizontal al suelo y separado de nuestro cuerpo.

EJERCICIO VEINTIOCHO
Mejoramiento de la elasticidad

Con las manos entrelazadas estiramos los brazos lentamente hacia arriba y los dejamos así un minuto.

EJERCICIO VEINTINUEVE
Elasticidad de piernas

Ponemos las piernas separadas, bien rectas, y bajamos la espalda lentamente, sin rebotes ni tirones. Mantenemos la posición un minuto sin arquear la espalda ni bajar la cabeza.